Günther Much

DIE HÄUFIGSTEN
TIERKRANKHEITEN

RIND • SCHWEIN • SCHAF • GEFLÜGEL

4. Auflage

LEOPOLD STOCKER VERLAG

Umschlaggestaltung:
Josef + Maria, Josef Rauch Werbe-, Marketing-, Beratungsgesellschaft m. b. H., A-8010 Graz
Umschlagfotos: Wilhelm Tritscher, Sepp Kaltenegger, Herbert Huber, Josef Rauch Werbe-, Marketing-, Beratungsgesellschaft m. b. H., A-8010 Graz
Fotos: Univ.-Prof. Dr. Walter Baumgartner, Vet.-Med. Universität, II. med. Universitätsklinik für Klauentiere, Wien.

Der Autor:
Günther Much, Oberveterinärrat Dr., geboren 1931; 1957 Promotion zum Doktor der Veterinärmedizin; im Jahre 1960 legte er die Physikatsprüfung ab; 1962 Bestellung zum Amtstierarzt – seit 1963 als Amtstierarzt bei der Bezirkshauptmannschaft Kitzbühel tätig.
Der Autor ist Fachmann auf den Gebieten Seuchenbekämpfung, Umwelthygiene und der Hygiene von Lebensmitteln tierischer Herkunft.
Er unterrichtet seit über 20 Jahren an der Landwirtschaftlichen Lehranstalt Weitau in St. Johann das Fach Tierheilkunde. Als Lehrbehelf für seine Schüler verfaßte er 1982 das Buch „ABC der Tierkrankheiten".
Seit 1982 ist der Autor gerichtlich beeideter Sachverständiger für Veterinärmedizin und Tierschutz.

ISBN 3-7020-0646-X
Alle Rechte der Verbreitung, auch durch Film, Funk und Fernsehen, fotomechanische Wiedergabe, Tonträger jeder Art, auszugsweisen Nachdruck oder Einspeicherung und Rückgewinnung in Datenverarbeitungsanlagen aller Art, sind vorbehalten.
© Copyright by Leopold Stocker Verlag, Graz 1992; 4. Auflage 2003
Druck: Gorenjski tisk, Kranj

INHALTSVERZEICHNIS

VORWORT 8
A) DER VERGLEICH ZUM GESUNDEN TIER 9
   1. Untersuchungsgang 9
B) TIERSEUCHENBEKÄMPFUNG IN ÖSTERREICH 12
   1. Tierseuchengesetzgebung 12
   2. Amtstierärzte 13
   3. Tierseuchen 13
      3.1. Bekämpfung der Tierseuchen im Inland 14
         3.1.1 Anzeigepflicht 14
         3.1.2 Maßnahmen gegen eine Seuchenausbreitung 14
         3.1.3 Besondere Schutz- und Tilgungsmaßnahmen bei Seuchenausbruch 15
         3.1.4 Strafgesetzbuch 16
C) ANZEIGEPFLICHTIGE TIERSEUCHEN 17
   1. Maul- und Klauenseuche (MKS) 17
   2. Milzbrand (Anthryx) 20
   3. Rauschbrand 21
   4. Rotz (Malleus) 22
   5. Pockenseuche der Schafe 23
   6. Beschälseuche der Pferde 23
   7. Räude der Einhufer 24
   8. Räude der Schafe 24
   9. Wutkrankheit (Lyssa, Rabies) 26
   10. Schweinepest 27
   11. Ansteckende Schweinelähmung (poliomyelitis suum) 29
   12. Geflügelpest (Newcastle Disease) 30
   13. Tuberkulose der Rinder 31
   14. Brucellose der Rinder 32
   15. Ornithose, Psittakose 33
   16. Deckseuchen des Rindes 33
   17. Vesikuläre Virusseuche der Schweine 37
   18. Leukose des Rindes (Enzootische Rinderleukose, ERL) 37
   19. Die Infektiöse Bovine Rhinotracheitis und die Infektiöse Pustulöse Vulvovaginitis (IBR/IPV) 39
   20. Aujeszky'sche Krankheit 39
   21. BSE – Bovine spongiforme Encephalopathie 40

Inhaltsverzeichnis

D) BEDEUTSAME, NICHT ANZEIGEPFLICHTIGE INFEKTIONSKRANKHEITEN; BEKÄMPFUNG DURCH AMTLICHE PROGRAMME 41
    1. Bovine Virusdiarrhoe (BVD) / Mucosal Disease (MD) Virusdurchfall der Rinder / Schleimhautkrankheit 41
    2. Rinder- und Schweinegesundheitsdienste 42
    3. Tierkennzeichnung 42

E) LEXIKON DER WICHTIGSTEN KRANKHEITEN VON RIND, SCHWEIN, SCHAF UND GEFLÜGEL 43

1. Die wichtigsten Krankheiten des Rindes 45
    1.1 Abortus Bang 45
    1.2 Abszeß 45
    1.3 Aktinomykose 45
    1.4 Aufblähen 46
    1.5 Azetonämie 48
    1.6 Bläschenausschlag 48
    1.7 Blutungen bzw. Blutstillung 48
    1.8 Blutharnen 49
    1.9 Bronchitis 50
    1.10 Darmverschluß 50
    1.11 Dassellarvenkrankheit 50
    1.12 Deckseuchen 50
    1.13 Durchfall beim erwachsenen Rind 50
    1.14 Eierstockzysten 52
    1.15 Enthornen 52
    1.16 Euterentzündung (Mastitis) und Melkhygiene 52
    1.17 Euterödem 54
    1.18 Festliegen vor und nach der Geburt 55
    1.19 Finnen 55
    1.20 Fremdkörpererkrankung 55
    1.21 Futtervergiftung 56
    1.22 Gebärmutterentzündung 56
    1.23 Gebärmuttervorfall 57
    1.24 Gebärmutterverletzung 57
    1.25 Gebärparese (Milchfieber) 57
    1.26 Geburtshilfe 58
    1.27 Grind (Trichophytie, Glatzflechte) 65
    1.28 Hüftgelenksluxation 66
    1.29 Indigestion 67

1.30 Kälberkrankheiten 67
1.31 Katarrhalfieber, bösartiges 68
1.32 Klauenerkrankungen 69
1.33 Kokzidienruhr (blutiger Kot) 71
1.34 Kolik 71
1.35 Kuhpocken 72
1.36 Leberegelkrankheit 73
1.37 Leukose 74
1.38 Lungenentzündung 74
1.39 Lungenwurmkrankheit 74
1.40 Maul- und Klauenseuche 75
1.41 Milzbrand 75
1.42 Nieren- und Nierenbeckenentzündung 75
1.43 Panaritium 75
1.44 Pararauschbrand 75
1.45 Räude – Krätze 75
1.46 Rauschbrand 76
1.47 Rindergrippe 76
1.48 Rinderpest 78
1.49 Scheidenvorfall 78
1.50 Schlundverstopfung 79
1.51 Spulwurmbefall 80
1.52 Starrkrampf (Tetanus) 80
1.53 Sterilität 80
1.54 Tollwut 81
1.55 Trichomonaden 81
1.56 Trichostrongilidose 81
1.57 Tuberkulose 82
1.58 Tympanie 82
1.59 Verstopfung 82
1.60 Zitzenverengung 82
2. Die wichtigsten Krankheiten des Schweines 83
2.1 Abortus, infektiöser 83
2.2 Anämie der Saugferkel 83
2.3 Aujeszky'sche Krankheit 84
2.4 Bananenkrankheit – PSE-Syndrom 84
2.5 Bruchferkel 84
2.6 Darmerkrankungen 85

Inhaltsverzeichnis

    2.7 Enterovirusinfektion – SMEDI-Syndrom 85
    2.8 Ferkelgrippe – Enzootische Pneumonie 86
    2.10 Ferkelruß 86
    2.11 Ferkeldiphtheroid 87
    2.12 Geburt 88
    2.13 Herztod 89
    2.14 Kannibalismus – Ferkelfressen 89
    2.15 Magen-Darmkatarrh 90
    2.16 Magenwurmkrankheit 90
    2.17 Milchmangel, Milchfieber, Mastitis 91
    2.18 Maul- und Klauenseuche 92
    2.19 Ödemkrankheit (Enterotoxämie) 92
    2.20 Räude und Ungezieferbefall 93
    2.21 Salmonellose 94
    2.22 Schnüffelkrankheit (Rhinitis atrophicans) 95
    2.23 Schweinelähmung, ansteckende 95
    2.24 Schweinepest 95
    2.25 Schweinerotlauf 96
    2.26 Serosen- und Gelenksentzündung 98
    2.27 Spulwurmkrankheit 98
    2.28 Strongyloidesbefall 99
    2.29 Tuberkulose 99
    2.30 Vesikuläre Virusseuche der Schweine (Bläschenkrankheit) 99
3. Die wichtigsten Erkrankungen der Schafe 100
    3.1 Abortus, infektiöser 100
    3.2 Aktinomykose 100
    3.3 Bradsot (Clostridienintoxikation) 101
    3.4 Drehkrankheit 102
    3.5 Ekzem (Dermatophilose) 102
    3.6 Euterentzündungen 102
    3.7 Lippengrind 103
    3.8 Listeriose 104
    3.9 Lungenwurm 105
    3.10 Maedi-Visna-Krankheit (Atemnot, Verfall) 105
    3.11 Maul- und Klauenseuche 105
    3.12 Milzbrand 106
    3.13 Moderhinke 106
    3.14 Nasenbremsenbefall 106
    3.15 Parasitenerkrankungen (innere) 107

3.16 Parasitenerkrankungen (äußere) 109
3.17 Paratuberkulose 110
3.18 Pseudotuberkulose 110
3.19 Schafpocken 110
3.20 Q-Fieber 111
3.21 Starrkrampf 111
3.22 Tollwut 111
3.23 Virusencephalitis (Louping ill) 111
4. Krankheiten des Geflügels 113
   4.1 Bronchitis, infektiöse 113
   4.2 Chronische Atemkrankheit bzw. Geflügelschnupfen 113
   4.3 Durchfall 114
   4.4 Federfressen 114
   4.5 Gumboro-Krankheit 114
   4.6 Geflügelcholera 115
   4.7 Geflügelpest 115
   4.8 Geflügelpocken 115
   4.9 Gicht 115
   4.10 Hühnertyphus 116
   4.11 Kokzidienruhr 116
   4.12 Kropfverstopfung 116
   4.13 Leberverfettung 117
   4.14 Legenot 117
   4.15 Leukose 117
   4.16 Marek'sche Geflügellähme 118
   4.17 Nasenkatarrh, infektiöser 118
   4.18 Parasitäre Erkrankungen, äußere 118
   4.19 Parasitäre Erkrankungen, innere 119
   4.20 Perosis 120
   4.21 Psittakose 120
   4.22 Pullorum 121
   4.23 Vorbeugemaßnahmen in der Hühnerhaltung 121
   4.24 Zitterkrankheit 121
F) DESINFEKTION 122
G) DER TIERHANDEL 124
H) TIERSCHUTZ 126
J) ORGANISATION DES VETERINÄRWESENS IN ÖSTERREICH 127
LITERATURNACHWEIS 128

Vorwort

Dieses Buch soll dem Bauern, der gewillt ist, biologisch zu denken und der versucht, die Krankheiten seiner ihm anvertrauten Tiere zu verstehen, eine Hilfe sein. Es soll die wichtigsten Krankheiten der landwirtschaftlich genutzten Haustiere aufzeigen und dem Bauern ermöglichen, diese Krankheiten oder Regelwidrigkeiten zu erkennen, ist aber nicht als Therapieanweisung gedacht, um den Tierarzt zu ersetzen. Eher soll durch dieses Buch das Gespräch zwischen Bauer und Tierarzt erleichtert werden. Heute, wo es mehr denn je um die Rentabilität der Tierhaltung geht, soll der Landwirt schnell und richtig entscheiden können, wann er dringend tierärztliche Hilfe anfordern muß bzw. wann er selbst Maßnahmen treffen kann.

Da jede Krankheit nur durch die auftretenden Abweichungen vom normalen Lebenszustand erkannt werden kann, soll zuerst das gesunde Tier besprochen werden. Es wird in diesem Abschnitt eine Tabelle für die verschiedenen Werte beim gesunden Tier zu finden sein.

Die volkswirtschaftlich bedeutendsten ansteckenden Tierkrankheiten werden in jedem Land durch Tierseuchengesetze bekämpft. Diese Krankheiten und die dazu in Österreich erlassenen gesetzlichen Bestimmungen werden in einem eigenen Kapitel abgehandelt. Anschließend daran werden die übrigen wichtigen Krankheiten, nach Tierarten getrennt, in alphabetischer Reihenfolge besprochen.

Besonderer Raum wird dabei der Geburtshilfe beim Rind, den Jung-Tierkrankheiten und den Euterkrankheiten beigemessen.

Zum Schluß werden Rechtsfragen, die im Zusammenhang mit dem Tierhandel auftreten, behandelt.

Günther Much

Fieberbrunn, Herbst 1992

A) Der Vergleich zum gesunden Tier

Es scheint überflüssig, dem Bauern, der dauernd mit gesunden Tieren arbeitet, das Bild eines gesunden Tieres vorzustellen. Meist werden in einem Stall mehrere Tiere derselben Art vorhanden sein, und nur ein Tier wird krank erscheinen. Es dürfte daher leicht sein, jederzeit die Normalwerte durch Messen, Zählen oder Beobachten gesunder Tiere zu ermitteln und mit den Werten des vermutlich kranken Tieres zu vergleichen.

1. Untersuchungsgang

Es soll versucht werden, alles das, was man beim Herantreten an ein krankes Tier automatisch erfaßt, in Form eines **Untersuchungsganges** systematisch zu ordnen:

Allgemeinbefinden

- Bei der Annäherung an das Tier fällt das **Allgemeinbefinden** auf, das sich in Körperhaltung, Stand, Gang, Blick und Aufmerksamkeit äußert.

Ernährungszustand

- Als nächstes wird der **Ernährungszustand** des zu untersuchenden Tieres betrachtet.

Betrachtung der Körperöffnungen

- Sehr viel erfährt man durch die **Betrachtung der Körperöffnungen und ihrer Umgebung:** Augen (Trübung, Ausfluß), Nase (Ausfluß), Mund (Speicheln), After und Schamgegend.

Atmung

- Weiters wird, ohne das Tier zu berühren, noch **die Atmung** zu beobachten sein. Dabei ist besonders auf die Zahl der Atemzüge pro Minute, auf die Art der Atmung (kräftig tief oder oberflächlich) und auf Husten zu achten.

Freßlust

- Durch das Vorhalten guten und begehrten Futters ist die **Freßlust** feststellbar.

Hauttemperatur

- Für alle weiteren Untersuchungen ist es nötig, an das Tier heranzutreten, es zu berühren.
  Man prüft die **Verteilung der Hauttemperatur** an verschiedenen Stellen: Hörner, Ohren, Rücken, Beine.
  Normalerweise sind Ohren und Fußenden etwas kühler als Hals und Rumpf. Ganz kalte Ohren oder Fußenden deuten auf hohes Fieber, schwere Krankheit und eventuell Kollaps hin.

Hautelastizität

- Die **Hautelastizität** wird durch Aufheben einer Hautfalte geprüft. Verminderte Elastizität wird bei chronischen Erkrankungen und bei starkem Flüssigkeitsverlust z. B. durch Durchfälle vorliegen.

Hautoberfläche

- Die **Hautoberfläche** gibt durch das Abtasten Aufschluß über das Vorliegen von Quaddeln (Rotlauf), Knötchen, Bläschen, Krusten oder Schuppen, oder es werden örtliche Entzündungen oder Ödeme (Euterödem = „Floß") oder Juckreiz oder Schmerz festgestellt.

Herztätigkeit

- Die **Herztätigkeit** wird durch Abtasten mit der flachen Hand in der linken Herzgegend beobachtet. Es kann Intensität und Regelmäßigkeit festgestellt werden. Eine große Aussagekraft hat diese Untersuchung für den Bauern nicht.

Blutzirkulation

- Als Zeichen einer **guten Blutzirkulation** sollen die Lidbindehäute blaßrosa sein. Dunkelrote bis blaurote Verfärbung deutet auf schwere Krankheitszustände hin.

Körpertemperatur

- Die innere **Körpertemperatur** wird mit einem gut eingefetteten Fieberthermometer im Mastdarm gemessen. Durch das „Fiebermessen" lassen sich viele Krankheiten abgrenzen. Es wird daher jedem Landwirt wärmstens empfohlen. Die in der Tabelle angegebenen Zahlen gelten nur für den Zustand der Ruhe und für mittlere Raumtemperatur.
  Allgemein gilt:

Je kleiner die Tierart, desto höher ist deren normale Körpertemperatur. Weibliche, trächtige und junge Tiere haben eine höhere Eigenwärme als männliche, nichtträchtige und alte Tiere. Die innere Körpertemperatur ist morgens gewöhnlich etwas niedriger als abends (Tagesdifferenz bis 1° C).

Tabelle 1: Zahl der Atemzüge und der Herzschläge (Puls) je Minute sowie innere Körpertemperatur in Grad Celsius.						
	Pferd	Rind	Schaf	Ziege	Schwein	Hund
Atemzüge je Minute	10–14	10–30	10–20	12–22	8–18	10–30
Herzschläge je Minute	28–40	40–60	70–90	70–90	60–80	70–100
Temperatur	37,5–38,2	38,2–39,0	38,5–40,0	38,5–40,0	38,5–39,0	37,5–38,5

Kot und Kotabsatz

- Weitere Untersuchungsmöglichkeiten ergeben sich aus der Beobachtung des **Kotes und des Kotabsatzes.** Dabei wird auf Konsistenz (Verstopfung, Durchfall), auf die Farbe (Blutbeimengung) und eventuell auf den Geruch zu achten sein. Der Kotabsatz wird bei Milchfieber z. B. ganz oder teilweise unmöglich sein.

Harn

- **Der Harn** sollte bei Verdacht einer Veränderung mit einem sauberen Gefäß aufgefangen werden. Frischer Harn ist klar; nur Pferdeharn ist trüb. Das Huhn scheidet weiße gipsartige Harnsäure aus.
  Trüber (außer Pferd) und blutigrot gefärbter Harn deutet in der Regel auf schwere innere Erkrankungen und sollte als Frühsymptom beachtet werden.

Allgemeine Gedanken zur Krankheitsvorbeuge (Prophylaxe)

Das oberste Gebot der Tierheilkunde wird sein, alles zu unternehmen, um dem Ausbruch von Krankheiten vorzubeugen. Ganz allgemein wird die Vorbeuge schon bei der Haltung beginnen. Wir werden also eine **tiergerechte** Haltung anstreben, da diese durch zunehmende Gesundheit und Wohlbefinden die Produktionskosten erheblich zu senken vermag. Tiergerechte Haltung ist nicht allein durch die Aufstallungssysteme zu bewirken, sondern auch Pflegemaßnahmen wie Klauenkorrektur, Putzen und Parasitenbekämpfung sind wichtig. Alle Maßnahmen, die das Wohlbefinden der Tiere fördern, werden auch zu einer besseren Gesundheit, zu einem stärkeren Abwehrsystem und damit zu mehr Leistung führen.

B) Tierseuchenbekämpfung in Österreich

1. Tierseuchengesetzgebung

Das wichtigste Gesetz zur Tierseuchenbekämpfung bildet das Gesetz und die Durchführungsverordnung vom 6. August 1909 RGBl. Nr. 177, betreffend die Abwehr und Tilgung von Tierseuchen, kurz Tierseuchengesetz genannt. Dieses Gesetz ist mehrmals novelliert und den modernen Erkenntnissen der Medizin angepaßt worden.

Nach diesem Gesetz bzw. seinen Verordnungen und nach anderen Gesetzen sind folgende Tierkrankheiten **anzeigepflichtig**:

Gruppe A:
- Maul- und Klauenseuche
- Milzbrand, Rauschbrand, Wild- und Rinderseuche
- Lungenseuche der Rinder
- Rotz
- Pockenseuche der Schafe
- Beschälseuche und Bläschenausschlag der Pferde
- Räude der Pferde, Esel, Maultiere und Maulesel, dann der Schafe und Ziegen
- Wutkrankheit
- Schweinepest (Klassische Schweinepest)
- Ansteckende Schweinelähmung
- Geflügelcholera
- Geflügelpest (klassische and atypische Geflügelpest)
- Tuberkulose der Rinder in äußerlich erkennbaren Formen
- Afrikanische Schweinepest
- Vesikuläre Virusseuche der Schweine
- Psittakose
- Rinderpest

Gruppe B:
- Blauzungenkrankheit, Stomatitis Vesicularis, Rifttalfieber, Lumpy Skin Disease, Ziegenpocken, Pest der kleinen Wiederkäuer, Infektiöse Anämie, alle Formen der Pferdeencephalomyelitis, Brucellose der Schweine (BGBl. 756 vom 9. November 1993)
- Furunkulose der Fische (RGBl. vom 10. Februar 1910)
- Aujeszky'sche Krankheit (BGBl. 303 vom 23. Mai 1986)
- Pferdepest (BGBl. 497 vom 1. Oktober 1993)
- Bovine Spongiforme Enzephalopathie, BSE (BGBl. 380 vom 1. Oktober 1991)

- Alle Formen der Transmissiblen Spongiformen Enzephalopathien bei Tieren, Brucellose bei Schafen und Ziegen (Brucella melitensis) und die Infektiöse Epidydimitis des Schafbockes (Brucella ovis) (BGBl. 391 v. 9. 6. 1997)
- Traberkrankheit bei Schafen und Ziegen – Scrapie (BGBl. 165 v. 9. 3. 1995)
- Virale Hämatopoetische Nekrose (BGBl. 478 vom 1. August 1994)
- Virale Hämorrhagische Septikämie (BGBl. 478 vom 1. August 1994)
- Rinderbrucellose (Bangseuchengesetz: BGBl. 147 vom 26. Juni 1957)
- Deckseuchen der Rinder (Deckseuchengesetz BGBl. 22 vom 16. 12. 1948)
- Rinderleukose (Rinderleukosegesetz BGBl. 272 vom 1. Juni 1982)
- IBR/IPV (IBR/IPV-Gesetz BGBl. 636 vom 12. Dezember 1989)
- Bienenseuchen (Acariose, Faulbrut, Nosema, Varroatose) BGBl. 290/1988

Alle diese Gesetze und Verordnungen sind im „Kodex des Österreichischen Rechts" im Band Veterinärrecht, erschienen im LexisNexis Verlag ARD Orac unter ISBN 3-7007-2202-8, im vollen Wortlaut nachzulesen.

2. Amtstierärzte

Die beamteten Tierärzte **(Amtstierärzte)** vollziehen diese Gesetze, haben Anordnungen zu erlassen und müssen die Durchführung der Maßnahmen nach Feststellung eines Seuchenverdachts oder einer Seuche überwachen.
- Die beamteten Tierärzte werden dabei durch die **Gendarmerie**, die **Bürgermeister** und die praktischen **Tierärzte** unterstützt.
- Der Diagnosesicherung dienen in den Bundesländern eingerichtete **Bundesanstalten** f. vet.-med. Untersuchungen.
- Der **Amtstierarzt** entscheidet, ob eine Seuche oder ein Seuchenverdacht vorliegt, veranlaßt die Schutz- und Bekämpfungsmaßnahmen und hat unverzüglich zu ermitteln, woher die Seuche eingeschleppt und wohin sie eventuell verschleppt wurde.
- Die anzuordnenden Maßnahmen werden davon abhängen, ob die Seuche sehr gefährlich ist und ob sie auch auf den Menschen übertragbar ist.
- Die **Tierbesitzer** sind zur Duldung der Maßnahmen und zur Mithilfe bei der Durchführung verpflichtet.

3. Tierseuchen

Tierseuchen können besonders durch Sendungen von **lebenden Tieren**, **tierischen Produkten** (Fleisch, Milch, Felle, Häute, Haare, Federn, Tiersamen, Embryonen, Tiermehl usw.), sowie **Gegenständen**, die Träger des Ansteckungsstoffes sein können (Transportkisten, Fahzeuge, Heu, Stroh, Dünger) aus dem **Ausland** eingeschleppt werden. Im **innergemeinschaftlichen** Handel gibt es prinzipiell keine Handelsbeschränkungen. Wenn in einem Mitgliedstaat eine

Tierseuche, die unter die Liste A – Krankheiten (sehr gefährliche Seuchen) fällt, auftritt, so kann die Kommission in Brüssel die Ausfuhr von Tieren und Produkten aus diesem Land verbieten, oder spezielle Garantien für die Seuchenfreiheit festlegen. Im innergemeinschaftlichen Handel wird die gesamte Kontrolle am Versandort durchgeführt. Das Empfängerland darf nur Stichproben nach Ankunft der Sendungen durchführen. Um dies zu ermöglichen, hat der Empfänger die Behörde (Amtstierarzt), rechtzeitig vom Eintreffen einer Sendung aus dem Ausland zu verständigen. Diese Regelung überträgt den Tierbesitzern, wenn sie Tiere aus dem Ausland einstellen, ein hohes Maß an Verantwortung. Den Importeuren von Tieren oder Waren, die immer aus wirtschaftlichen Gründen tätig werden, wird somit durch die Meldeverpflichtung letztlich die Kontrolle aller gegenständlichen Importe aufgetragen.

Für alle Sendungen, die aus sogenannten **Drittländern** eingeführt werden, ist eine veterinärbehördliche Einfuhrgenehmigung nötig. Die Kontrolle dieser Sendungen erfolgt durch Grenztierärzte an den EU – Außengrenzen.

3.1 Bekämpfung der Tierseuchen im Inland

3.1.1 Anzeigepflicht

Der Tierbesitzer, aber auch der Tierhalter (Schaffer, Hirte) ist verpflichtet, sobald sich an seinen Tieren Anzeichen einer Tierseuche, wie sie in den Belehrungen des Tierseuchengesetzes aufgezeigt sind, zeigen, **unverzüglich** beim Bürgermeister oder beim zuständigen Gendarmerieposten die Seuchenverdachtsanzeige zu machen.

Die Anzeigeverpflichtung entfällt für den Tierbesitzer, wenn sich die Tiere vor Auftreten der typischen Krankheitssymptome in Behandlung eines Tierarztes befanden. Bürgermeister, Gendarmerieposten bzw. behandelnder Tierarzt leiten die Anzeige unverzüglich an den Amtstierarzt weiter.

Die anzeigepflichtigen Tierseuchen und ihre Krankheitserscheinungen werden weiter unten eingehend besprochen. Gleichzeitig mit der Anzeige ist der Tierhalter verpflichtet, seine Tiere von Orten, wo eine Ansteckung anderer Tiere besteht, fernzuhalten.

3.1.2 Maßnahmen gegen eine Seuchenausbreitung

- Die laufende vet.-pol. Überwachung von Viehmärkten, Schlachthöfen, Handelsstallungen, Besamungsstationen, Molkereien, Viehausstellungen, Mastbetrieben, Futtermittelerzeugern, Tierkörperbeseitigungsanlagen, Arzneimittelwerken usw.

- Auf Grund der Tierkennzeichnungsverordnung sind Rinder, Schweine, Schafe und Ziegen unmittelbar nach dem Absetzen, jedenfalls innerhalb von drei Wochen nach der Geburt vom Tierbesitzer selbst oder einem von ihm Beauftragten mit Ohrmarken, deren Form, Farbe, und Zahlenkombination in dieser Verordnung festgelegt ist, dauerhaft zu kennzeichnen. Diese Kennzeichen, sowie Rasse, Alter und Geschlecht sind in einem Stallbuch festzuhalten. Ebenso sind darin die Zu- und Abgänge mit Ohrmarke, Datum, Herkunft bzw. Empfänger festzuhalten.
Diese Maßnahme ermöglicht eine erfolgreiche Seuchenbekämpfung. Beim Auftreten einer Tierseuche können so die ansteckungsverdächtigen Tiere schnell ermittelt werden.
- Die tierärztliche Ein- und Ausladeuntersuchung bei Transporten mittels Eisenbahn, Kraftfahrzeugen und Schiffen. Hier gibt es in seuchenunbedenklichen Zeiten viele Ausnahmen.
- Alle Tierkörper und Teile davon müssen seuchensicher vergraben oder in Tierkörperbeseitigungsanlagen verwertet werden.
- Das gleiche gilt für Konfiskate nach der Schlachtung und für Schlachtabfälle.
- Alles Schlacht- und Stechvieh ist tierärztlich zu beschauen. Eine Ausnahme gilt nur für das Stechvieh zum eigenen Bedarf, sofern es sich um gesunde Tiere handelt.
- Speisereste aus Flugzeugen, Speisewagen und Schiffsküchen dürfen nicht verfüttert werden. Alle anderen Speisereste sowie Schlachtabfälle dürfen an Klauentiere nur dann verfüttert werden, wenn durch ein Bewilligungsverfahren der Bezirkshauptmannschaft sichergestellt ist, daß dieser Trank vor dem Verfüttern nachweislich eine halbe Stunde auf mindestens 92°C erhitzt werden kann. Dies soll verhindern, daß gefährliche Virusseuchen wie MKS, Schweinepest usw. über das Futter in die Rinder- bzw. Schweinebetriebe eingeschleppt werden.
- Hunde sind durch Marken zu kennzeichnen und von den Gemeinden evident zu halten.

3.1.3 Besondere Schutz- und Tilgungsmaßnahmen bei Seuchenausbruch

- Öffentliche Bekanntmachung des Seuchenausbruches
- Absonderung, Bewachung, Kennzeichnung von Tieren
- Sperre der Stallungen, des Gehöftes, der Gemeinden bzw. größerer Gebiete,

um die Seuchenverschleppung zu unterbinden.
- Verbot des Weideganges
- Verbot von Tiermärkten, Ausstellungen usw.
- Anordnung von tierärztlichen Behandlungen (z. B. bei Räude)
- Anordnung von Schutzimpfungen
- Bildung von Beobachtungs- oder Sperrgebieten
- Verbot der Schlachtung von Tieren (z. B. Milzbrand)
- Tötung von Tieren und deren unschädliche, seuchensichere Beseitigung
- Reinigung und Desinfektion
- Sämtliche Personen (Tierärzte), die verseuchte Bestände betreten, müssen Schutzkleidung tragen und sich beim Verlassen des Seuchenhofes desinfizieren. Die Stallungen und Plätze des Seuchenhofes, die mit Krankheitserregern verunreinigt sein können, sind, bevor die Seuche als erloschen erklärt wird, zu desinfizieren.
- Zur Desinfektion ist zu sagen, daß diese nur dann einen Sinn hat, wenn vorher eine gründliche Reinigung mit Hochdruckgeräten erfolgt ist. Die Länder stellen eigene Desinfektionseinrichtungen mit ausgebildeten Desinfektoren zur Verfügung.
- Für die über amtlichen Auftrag getöteten Tiere oder vernichteten Gegenstände werden staatliche Entschädigungen geleistet.
- Einzelne Bundesländer haben Tierseuchenkassen errichtet, um darüber hinaus Beihilfen zu zahlen.
- Wie bei jedem Gesetz gibt es auch beim Tierseuchengesetz Strafbestimmungen, wodurch Übertretungen geahndet werden können.

3.1.4 Strafgesetzbuch

Aufgrund des Strafrechtsänderungs-Gesetzes BGBl. Nr. 605 aus 1971, gelten generell Handlungen, die geeignet sind, die Gefahr der Verbreitung einer Seuche bzw. eines für den Tier- und Pflanzenbestand gefährlichen Krankheitserregers oder Schädlings oder sonstige Gefahren für Tiere schlechthin herbeizuführen, **als strafbar.**

Zum Beispiel: Alpung von Tieren, die mit einer ansteckenden Krankheit behaftet sind, auf einer Gemeinschaftsalm.

C) Anzeigepflichtige Tierseuchen

Diese Krankheiten haben gegenüber anderen Krankheiten die Besonderheit, daß sich Tiere direkt oder indirekt gegenseitig anstecken (infizieren) und daß oft zahlreiche Bestände weiter Gebiete befallen werden (z. B. Maul- und Klauenseuche, Schweinepest, Geflügelpest). Es kommt also zu großen Schäden in der Tierhaltung und der Wirtschaft. Einige Tierkrankheiten sind auch deshalb anzeigepflichtig, weil sie auf den Menschen übertragbar sind (Milzbrand, Rotz, Tollwut, Tuberkulose und Brucellose).

1. Maul- und Klauenseuche (MKS)

Ursache

Ein filtrierbares Virus, bei dem immunologisch die Virustypen A, O, C und Varianten dieser Grundtypen unterschieden werden können.

Symptome beim Rind

Im Epithel der Mundschleimhaut, am Zungenrücken, am Klauensaum, im Zwischenklauenspalt und an den Zitzen sind Blasen mit verhältnismäßig dicker Wand zu sehen. Diese Blasen sind hanfkorn- bis haselnußgroß und größer, grau bis gelblichweiß. Ihr Inhalt besteht aus einer farblosen oder leicht getrübten gelblich weißen Flüssigkeit. Das Rind hat zuerst mittelgradiges Fieber, das mit Auftreten der Blasen verschwindet. Je nach Auftreten der Blasen im Maul oder an den Klauen beobachtet man verschiedene Krankheitserscheinungen. Beim Sitz der Blasen im Maul kommt es zu starkem Speicheln und oft zu schmatzenden Geräuschen.
Diese Blasen platzen am 1. bis 3. Tag und hinterlassen schmerzhafte, nässende, stark gerötete Geschwüre, die vom Rand her heilen (vergleiche Fieberblasen). Nach dem Auftreten und Platzen der Blasen am Klauensaum und im Klauenspalt liegen die Tiere viel, gehen stark lahm, und später kommt es auch zum Ausschuhen. Saugkälber verenden meist an einer Darmentzündung vor dem Auftreten von Blasen.
Bei der bösartigen Verlaufsform kommt es zu Herzmuskelschäden und plötzlichen Todesfällen.

Anzeigepflichtige Tierseuchen

Das Virus der MKS befindet sich im Speichel, Milch, Kot und Harn kranker Tiere. Gesunde Tiere werden entweder unmittelbar durch kranke Tiere oder mittelbar durch verschiedene Zwischenträger angesteckt (Milch, Fleisch, Dünger, Jauche, andere Haustiere, Vögel, insbesondere aber durch den Personenverkehr und durch Verfüttern von ungekochten Küchenabfällen).

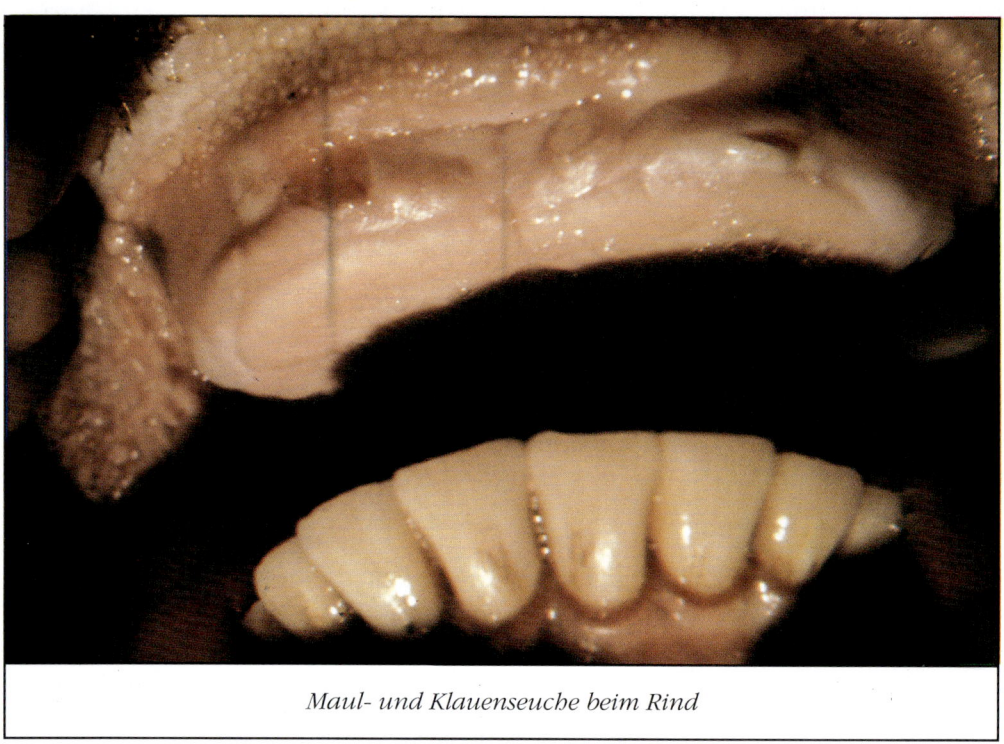

Maul- und Klauenseuche beim Rind

Symptome bei Schaf und Ziege

Beim Schaf kommt es hauptsächlich zur Blasenbildung im Klauenspalt mit starken Lahmheiten, während bei der Ziege die Klauen kaum erkranken; es kommt zur Blasenbildung im Mundbereich und dadurch zu Allgemeinstörungen mit Appetitlosigkeit. Schmatzen ist selten.

Symptome beim Schwein

Meist sind die Fußenden erkrankt, seltener Mundschleimhaut und Rüsselscheibe. Die Blasen finden sich besonders am vorderen Abschnitt der Sohlenballen seitlich vom Klauenspalt, ferner auch am hinteren Spaltende und in Fersennähe. Nach dem Platzen kommt es zur Krustenbildung und oft auch zum Ausschuhen.

Ferkel verenden durch einen fieberhaften Darmkatarrh. Auch beim Schwein kommt es bei der bösartigen Form zum plötzlichen Herztod.

Die Seuche wird durch Untersuchung am lebenden Tier und durch die Untersuchung von Blasenmaterial in der Bundesanstalt für Virusseuchenbekämpfung bei Haustieren in Wien festgestellt.

Ähnliche Erkrankungen sind Stomatitis papulosa und die Vesikuläre Virusseuche beim Schwein.

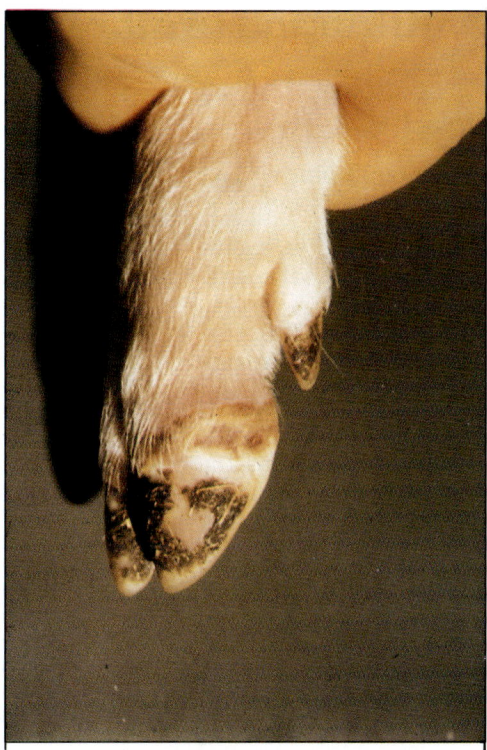

Maul- und Klauenseuche beim Schwein, Blasenbildung am Saumband

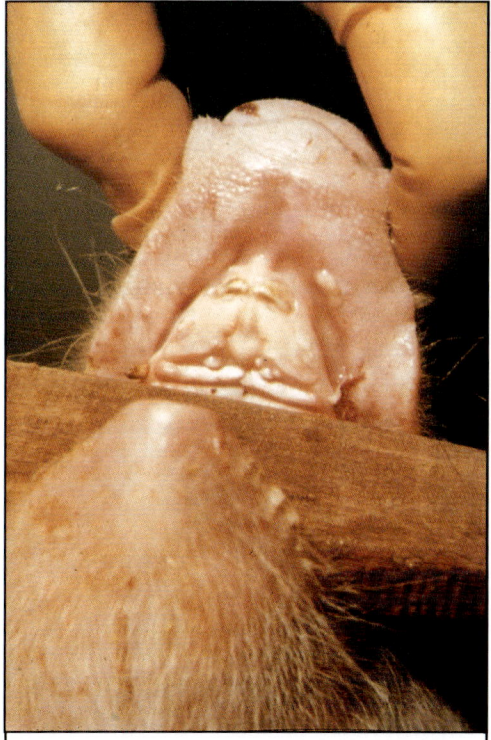

Maul- und Klauenseuche beim Schwein, Blasenbildung in der Mundhöhle

Maßnahmen

Wichtig ist, daß die Anzeige telefonisch oder durch eine Person, die nicht mit Tieren in Berührung kam, erfolgt. Auch bei Verdacht soll das Haus nicht mehr verlassen und keine Milch mehr abgeliefert werden.

Nach Feststellung der Seuche wird der gesamte Wiederkäuer- und Schweinebestand getötet und eine großzügige Ringimpfung (Schutzimpfung) angeordnet.

2. Milzbrand (Anthrax)

Ursache

Die Krankheit wird durch den Milzbrandbazillus hervorgerufen und befällt Haustiere wie Rind, Schaf, Pferd, Ziege, seltener Schwein und Hund sowie Wildtiere, wie Rot- und Damwild und Zootiere. Die Krankheit kann **von Tieren auf den Menschen** übertragen werden.

Der lebende Erreger ist in Blut, Fleisch, Kot und Harn (Dünger) vorhanden. Der Erreger kann **Dauerformen,** sogenannte **Sporen,** bilden, die in Häuten, Haaren, Heu und Stroh, besonders aber im Boden, lange Zeit (bis zu 100 Jahre) ansteckungsfähig bleiben.
Die Krankheit wird hauptsächlich durch die Sporen übertragen, die durch das Futter (Milzbrandweiden, ausländische Futtermittel) oder durch wunde Stellen aufgenommen werden.

Erscheinungen

Es gibt verschiedene Verlaufsformen. Bei der perakuten Form kommt es zu plötzlichen Todesfällen, ohne daß vorher eine Krankheit beobachtet wurde. Bei akutem Verlauf dauert die Krankheit bis zu maximal einen Tag und zeigt sich in Mattigkeit, Muskelzittern, beschleunigter Atmung, Rötung der Schleimhäute, Austritt von **Blut aus den Körperöffnungen,** hohem Fieber. Bei langsamerem Verlauf kommt es zwischen 2 und 7 Tagen zum Tod. Dabei kommt es zu teigigen Schwellungen am Hals (Schwein), Atemnot, Verfall der Kräfte, Kolikschmerzen mit **blutigem Kot.**
Bei verendeten Tieren fällt auf:
Blutiger Kot aus dem After, Schwellung und schwarzrote Färbung der Milz oder von Teilen davon; ungeronnenes teerartiges Blut, blaurote Verfärbung eines Darmabschnittes mit Karbunkelbildung.

Feststellung

Blutige Abgänge am lebenden Tier mit gleichzeitig sehr schwerem Krankheitsbild, vergrößerter Milz bei der Sektion und Erregernachweis im Labor.

Die **Gefährdung des Menschen**

ist gegeben bei Gerbereiarbeiten, wenn ausländische Felle verarbeitet werden und bei Personen, die sich beim Schlachten oder der Sektion von milzbrandkranken Tieren an kleinen Wunden infiziert haben.

Mit Milzbrand infizierte Personen müssen sofort in ärztliche Behandlung (Lebensgefahr!).

Maßnahmen

Anzeige und **Absonderung.** Verdächtige und kranke Tiere dürfen nicht geschlachtet werden. Kadaver dürfen nicht abgehäutet werden. Womöglich unschädliche Beseitigung auf thermischem Wege.
Desinfektion: Sublimatlösung 1–2%, Formalinlösung, Chlorkalkmilch.
Für alle Rinder, die auf Weiden aufgetrieben werden müssen, wo Milzbranderkrankungen vorgekommen sind, wird eine Schutzimpfung angeordnet.
Für an Milzbrand verendete Pferde und Klauentiere wird eine Unterstützung aus Bundesmitteln gewährt.

3. Rauschbrand

Ursache

Der Rauschbrandbazillus verursacht eine meist ganz schnell (perakut) verlaufende Erkrankung von jungen Weiderindern ($1/2$ – 2 Jahre).
Auch dieser Bazillus bildet Sporen und vermag im Boden bis zu 100 Jahre ansteckungsfähig zu bleiben. Empfänglich ist das Rind.

Erscheinungen

Meist rasche Verlaufsform, bei der die Tiere tot auf der Weide aufgefunden werden. Bei langsamerem Verlauf kommt es zu einer schweren Allgemeinerkrankung mit Appetitmangel und Mattigkeit, bei der sich schmerzhafte Schwellungen unter der Haut an großen Muskelgruppen bilden, die gashaltig sind und knistern („rauschen"). Der Tod tritt dabei nach 10 bis 16 Stunden ein.

Feststellung

Durch die Symptome am lebenden Tier, durch die Sektion, wobei kranke Muskel blaurot bis schmutzigbraun und zundrig (Gaskammern) erscheinen und ranzig riechen. Weiters durch Erregernachweis und Tierversuch im Labor.

Maßnahmen und Unterstützung

wie bei Milzbrand.

Eine **ähnliche Krankheit** ist der Pararauschbrand, der durch einen weitverbreiteten Erreger als Wundinfektionskrankheit und nach Schwergeburten auftreten kann. Die Unterscheidung erfolgt im Labor.

4. Rotz (Malleus)

Ursache

der für Pferde und die übrigen Einhufer hauptsächlich schleichend, seltener schnell verlaufenden Krankheit ist das Rotzbakterium. In Westeuropa ist die Rotzkrankheit weitgehend getilgt, während sie aber im Osten Europas noch heimisch ist.

Erscheinungen

Knötchen und Knoten, später Geschwüre an verschiedenen Körperstellen. Es wird unterschieden zwischen Lungen-, Nasen- und Hautrotz, der hauptsächlich an den Gliedmaßen und der Brust auftritt. Beim akuten Rotz kommt es zu Schüttelfrost, hohem Fieber, blutigem oder jauchigem Nasenausfluß, angestrengtem und geräuschvollem Atmen. Der Tod tritt nach ca. 3 bis 14 Tagen ein. Beim chronischen Rotz sieht man oft jahrelang keine Erscheinungen, die Tiere können den Erreger aber verbreiten.

Feststellung

Am lebenden Tier kann die Krankheit oder die Ansteckung mit der Augenprobe und durch die Blutuntersuchung, am toten Tier durch Erregerzüchtung und Tierversuch nachgewiesen werden.
Die Krankheit ist auch **auf den Menschen** übertragbar. Infizierte Menschen müssen sich wegen der großen Gefährlichkeit der Krankheit sofort in ärztliche Behandlung begeben.

Maßnahmen

Absonderung und Anzeige. Verdächtige Tierkörper dürfen nicht abgehäutet werden. Die Desinfektion läßt sich mit den üblichen Desinfektionsmitteln durchführen. Es gibt besondere Importbestimmungen für Einhufer, die aus dem asiatischen Teil der ehemaligen UdSSR stammen.

5. Pockenseuche der Schafe

Ursache

Die Pockenseuche der Schafe wird durch ein Virus hervorgerufen. Das Virus ist leicht übertragbar und hält sich in der Außenwelt längere Zeit, eingetrocknet sogar über Monate ansteckungsfähig. Beim kranken Tier findet sich das Virus an den veränderten Hautstellen. Die Inkubationszeit beträgt sechs bis acht Tage. Die Pockenseuche der Schafe ist seit dem 1. Weltkrieg in Österreich nicht mehr aufgetreten. Derzeit ist sie in Vorderasien und Afrika noch verbreitet.

Erscheinungen

Die Krankheit beginnt mit hohem Fieber und schweren Allgemeinstörungen. Neben dem pockigen Hautausschlag sind ein schleimig eitriger Ausfluß aus der Nase und geschwollene verklebte Augenlider sichtbar.
Die Feststellung der Krankheit ist ziemlich einfach, da die Krankheitszeichen sehr typisch sind. Ebenso gelingt der Erregernachweis leicht.

Maßnahmen

Anzeige und Absonderung.
Mit behördlicher Genehmigung wird eine Impfung durchgeführt. Gefallene Tiere sind unschädlich zu beseitigen.

6. Beschälseuche der Pferde

Ursache

Die bei Pferden und Eseln vor allem in Afrika und Asien vorkommende Geschlechtskrankheit wird durch einen einzelligen Parasiten (eine Trypanosome) verursacht.

Erscheinungen

Bei Hengsten Anschwellungen des Hodensackes und der Rute, schleimiger Ausfluß aus der Harnröhre, erhöhter Geschlechtstrieb. Bei der Stute Schwellung der Scham und Ausfluß aus der Scheide, starkes rossig sein, weiße Flecke an der Scham, später bei beiden Geschlechtern Hautquaddeln, unsicherer Gang und Lähmungen.

Feststellung

Durch die klinischen Erscheinungen sowie einen Mäuseversuch und Blutuntersuchungen.

Maßnahmen

Anzeige und Einstellung des Deckbetriebes, gegebenenfalls Behandlung.

7. Räude der Einhufer

Die Ursache, Erscheinung, Feststellung sowie die Maßnahmen der Bekämpfung sind beim Einhufer gleich wie beim Schaf (siehe nächstes Kapitel). Die Räude der Einhufer hat heute keine Bedeutung mehr.

8. Räude der Schafe

Ursache

Die Ursache dieser ansteckenden langsam verlaufenden Hautkrankheit ist eine Milbe. Räudemilben werden entweder unmittelbar vom kranken Tier auf ein anderes Tier übertragen oder mittelbar durch Zwischenträger, wie Stalleinrichtungen, Schafscheren usw.

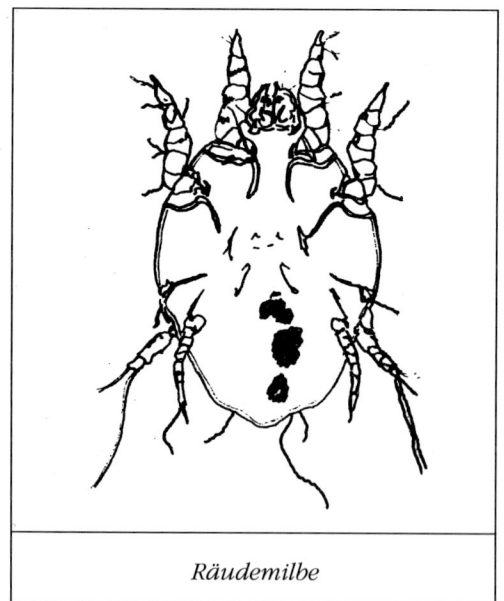

Räudemilbe

Erscheinungen

Heftiger Juckreiz, Scheuern der erkrankten Hautstellen, Knötchen, Krusten und Borken, Ausfall der Wolle sowie Verdickung und Faltenbildung der Haut, die an ihrer Oberfläche nässend und blutig sein kann.

Feststellung

Durch den mikroskopischen Milbennachweis aus Hautgeschabseln.

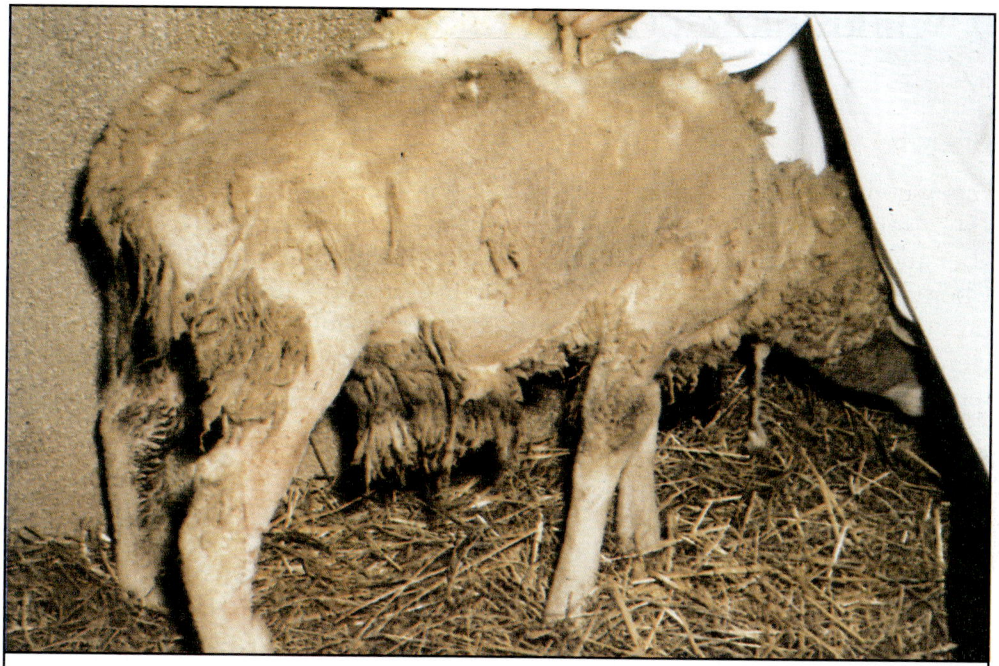

Anzeigepflichtige Tierseuchen

Schafräude

Maßnahmen

Anzeige und Absonderung.
Die Behandlung der Schafe wird in Badeverfahren vor und nach dem Weideaustrieb durchgeführt. Dabei sind die Ställe und Geräte ebenfalls zu desinfizieren. Befallene Tiere dürfen nicht verkauft werden.

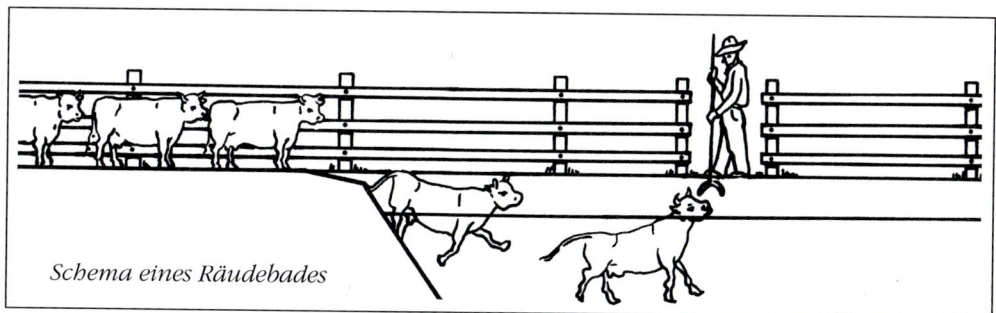

Schema eines Räudebades

9. Wutkrankheit (Lyssa, Rabies)

Ursache

Das Wutvirus verursacht eine schnellverlaufende Erkrankung des zentralen Nervensystems. Die Erkrankung kommt am häufigsten bei Raubtieren vor, kann aber auch auf alle übrigen Tiere und auf den Menschen übertragen werden. Die Übertragung geschieht hauptsächlich durch den Biß wutkranker Fleischfresser und dadurch, daß wutkranke Tiere verletzte Hautstellen ablecken und so infizieren. Das Tollwutvirus ist vor allem im Speichel der erkrankten Tiere enthalten.

Erscheinungen

Bei allen Tieren kommt es zuerst zu gewissen Erregungserscheinungen, die später in Lähmungen und Apathie übergehen. Trotzdem sind die Erscheinungen bei den einzelnen Tierarten sehr verschieden. Hunde sind in der ersten Zeit der Erkrankung mürrisch, unfolgsam, belecken eventuell die Bißstelle und zeigen einen veränderten Appetit. Sie nehmen Stroh, Gras, unverdauliche Gegenstände usw. auf. Außerdem kommt es nach einigen Tagen zu einem lebhaften Drang, zu entweichen. Dann irren die Hunde planlos umher und können daher große Wegstrecken zurücklegen. Auffallend ist dabei eine starke Beißsucht. Im weiteren Verlauf der Krankheit kommt es zu Abmagerung und Lähmungen und schließlich zu Erschöpfung und zum Tod.
Die Katzen zeigen deutlich einen Drang zu entweichen und eine Sucht zu beißen und zu kratzen. Ihre Stimme wird verändert.
Rinder zeigen im Anfangsstadium Appetitlosigkeit, Erscheinungen des Pansenstillstandes und verschiedene Empfindlichkeit der Hautoberfläche. Sehr typisch ist beim Rind ein vom Körper abstehend gehaltener Schwanz und das sogenannte Afteratmen. Im weiteren Stadium kommt es zu einem leichten Speichelfluß, verursacht durch eine Lähmung des Schlundkopfes, später zu Teilnahmslosigkeit, Hinstürzen oder zu Aufregungserscheinungen wie Brüllen und in den Barren drängen. Diesen Erscheinungen folgt sehr bald der Tod.

Feststellung

Die Krankheit wird am lebenden Tier durch die Beobachtung der typischen Krankheitserscheinungen festgestellt. Eine Bestätigung erfolgt durch eine Laboruntersuchung des Gehirns sowie durch den Tierversuch.

Übertragung

Die Krankheit kann durch Biß wutkranker Tiere auf den Menschen übertragen werden. Jeder Mensch, der von einem wutkranken oder wutverdächtigen Tier gebissen worden ist, muß sich unverzüglich der Wutschutzbehandlung unterziehen. Die Gesundheitsbehörde ist zu benachrichtigen.

Maßnahmen

Anzeige und Absonderung, sofern es sich um Haustiere handelt. Die Fleischverwertung wutkranker Haustiere ist verboten. Sofern ein Mensch von einem wutverdächtigen Tier gebissen worden ist, ist dieses nicht zu töten, sondern abzusondern und tierärztlich zu untersuchen. Die Untersuchung hat am Tag des Bisses und nach 10 Tagen zu erfolgen. Das Ergebnis dieser Untersuchungen wird den Gesundheitsbehörden mitgeteilt. Frische Bißwunden sollen mit sauren Desinfektionsmitteln, mit Jodtinktur oder durch Auswaschen mit Seifenlösung desinfiziert werden. Eine Entschädigung wird für Einhufer und Rinder aus Bundesmitteln gewährt. Da beim derzeitigen Seuchenzug der Fuchs der Träger der Erkrankung ist, werden Prämien für den Abschuß von Füchsen aus öffenlichen Mitteln gezahlt. Damit soll die Dichte der Fuchspopulation verringert werden, was einer weiteren Seuchenausbreitung entgegenwirkt. Die modernste Bekämpfung der Tollwut stellt die aktive Immunisierung (Schutzimpfung) der Füchse, mit einer über Köder verabreichten Vaccine, dar. Diese Methode der Seuchenbekämpfung wird großflächig, mit Hilfe der Jägerschaft durchgeführt. Eine Schutzimpfung von Hunden, Katzen und Weidetieren ist möglich.

10. Schweinepest

Ursachen

Das Virus der Schweinepest befällt nur Hausschweine und Wildschweine. Die Krankheit kann schnell oder langsam verlaufen. Das Virus befindet sich im Blut und wird von erkrankten Tieren mit Ausfluß aus Nase und Augen, dem Kot und dem Urin ausgeschieden. Gesunde Tiere werden durch virushaltiges Futter angesteckt (besonders durch Verfüttern von unerhitzten Küchenabfällen).
Der Ansteckungsstoff wird in andere Ställe entweder durch kranke oder durch Tiere übertragen, die gesund erscheinen, den Erreger aber noch monatelang nach überstandener Krankheit ausscheiden. Die Schweinepest wird hauptsäch-

lich durch Schweinefleischeinfuhren aus dem Ausland eingeschleppt, wenn in diesen Ländern mit abgeschwächten Lebendimpfstoffen geimpft wurde.

Erscheinungen

Beim raschen Verlauf kommt es zu starken Störungen des Allgemeinbefindens, es wird wenig oder gar kein Futter aufgenommen, die Tiere haben hohes Fieber und sind sehr schwach, sie bewegen sich nach dem Auftreiben träge, teilnahmslos und schwanken in ihrer Nachhand. Die Tiere zeigen außerdem Zwangsbewegungen, Lungenentzündungen und Blutungen in der Haut, die zu blauroten Verfärbungen an Rüssel, Ohren und Unterbauch führen. Meistens tritt der Tod in der zweiten Krankheitswoche ein. Bei dem mehr schleichenden chronischen Verlauf kommt es zu geringem Fieber, wechselndem Appetit, Husten, Krustenbildungen an der Haut, des Rückens und der Brustseiten, zur Abmagerung und zum Kümmern. Auch bei dieser Verlaufsform werden uns durch Blutungen blaurot gefärbte Ohren auffallen (siehe Foto).

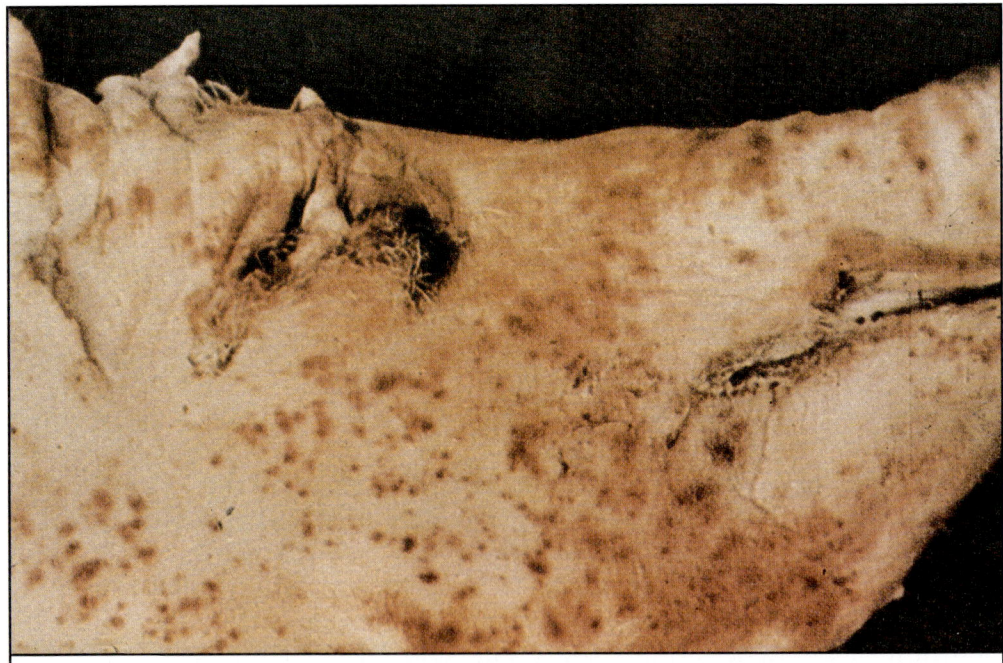

Schweinepest, punktförmige Blutungen in der Kopfhaut

Anzeigepflichtige Tierseuchen

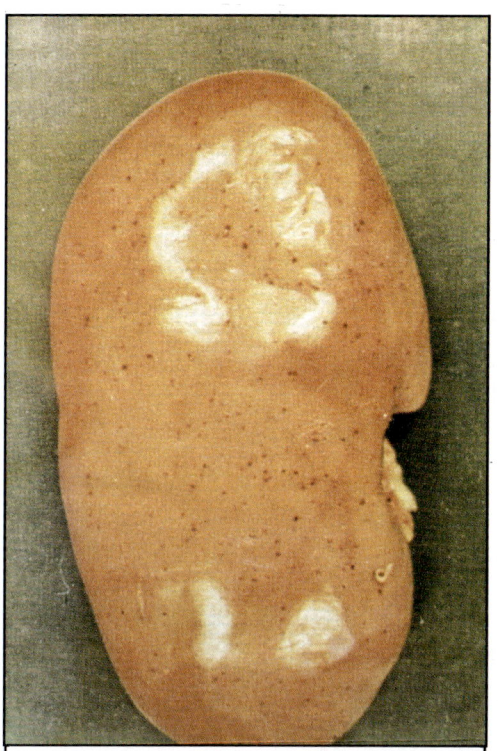

Schweinepest, punktförmige Blutungen unter der Nierenoberfläche

Feststellung

Die typischen Krankheitserscheinungen mit Blutungen unter der Haut ermöglichen eine Diagnose. Sollten solche Krankheitserscheinungen nicht vorliegen, so ist eine Laboruntersuchung mittels Blutprobe oder die Immunofluoreszenzuntersuchung von Organproben möglich.

Maßnahmen

Anzeige.
Die eingegangenen oder getöteten Tiere sind amtstierärztlich zu untersuchen. Nach Sicherung der Diagnose wird der gesamte Bestand getötet.
Schutzimpfungen sind in Österreich verboten. Als Desinfektionsmittel bewähren sich 2%ige Natronlauge und Formalin. Die wichtigste Bekämpfungsmaßnahme ist die ausschließliche Verfütterung von am Hofe abgekochtem Schweinetrank.

11. Ansteckende Schweinelähmung (poliomyelitis suum)

Ursache

Die Ansteckende Schweinelähmung wird durch ein Virus, das ähnlich dem Kinderlähmevirus des Menschen ist und zu einer Gehirn- und Rückenmarkentzündung führt, hervorgerufen. Es erkranken vor allem junge Schweine eines Bestandes. Die Ansteckung erfolgt durch Einatmen des Virus, durch infiziertes Futter und Trinkwasser, insbesondere aber durch die Verfütterung von Fleisch und Abfällen kranker Tiere (Küchenabfälle). Der Erreger wird mit dem Kot ausgeschieden.

Erscheinungen

Schwäche der Nachhand, die zur vollständigen Lähmung führt. Anfangs wird hohes Fieber beobachtet, später sinkt die Temperatur zur Norm ab. Die Tiere schreien bei Berührung eigenartig heiser und zeigen zuweilen Krämpfe. In der Regel wird das Futter im Liegen aufgenommen. Eine Heilung ist sehr selten. Der Tod tritt nach zwei bis acht Tagen ein.

Feststellung

Einerseits durch die klinische Untersuchung sowie durch mikroskopische Gehirnuntersuchung im Labor.

Maßnahmen

Anzeige und Absonderung.
Der gesamte Schweinebestand wird getötet. Über amtliche Anordnung wird eine Impfung sämtlicher Schweine in den umliegenden Gemeinden durchgeführt. Zur Desinfektion eignet sich besonders 2%ige Formalinlösung bzw. 2%ige Rohchloraminlösung.
Die wesentlichste Bekämpfungsmaßnahme ist die ausschließliche Verfütterung von am Hof abgekochtem Schweinetrank.

12. Geflügelpest (Newcastle Disease)

Ursache

Ein Virus, das bei Hühnern, Truthühnern, Fasanen und Wassergeflügel die typischen Krankheitserscheinungen auslöst. Das Virus wird im Nasenschleim und Kot ausgeschieden. Es ist sehr widerstandsfähig gegen Umwelteinflüsse und wird durch Geflügelprodukte, Personen und Gegenstände verschleppt.

Erscheinungen

Die an Geflügelpest erkrankten Hühner zeigen Benommenheit, verweigern die Aufnahme von Futter und Wasser und haben einen dünnflüssigen Kot. Sehr typisch ist die Schnabelatmung, die mit Klagelauten einhergeht. Die Schädigung des Blutkreislaufes ist am blauroten Kamm zu erkennen.
Todesfälle treten in der Regel 3 bis 5 Tage nach der Infektion auf. Bei dem seltenen langsamen Verlauf der Krankheit sind Schädigungen des Zentralnervensystems zu erkennen, die sich in Lähmungserscheinungen und ungeordneten Kopfbewegungen zeigen.

Feststellung

Die Krankheit läßt sich durch Zerlegen der Tiere und im Labor mit Sicherheit feststellen.

Maßnahmen

Zur Seuchentilgung wird das gesamte Geflügel des Seuchenhofes von Amts wegen getötet und seuchensicher beseitigt. Zur Desinfektion eignen sich chlorhaltige Präparate.
Zur Verhinderung einer Seuchenausbreitung wird um den Seuchenhof eine Schutzzone im Radius von 3 km und eine Überwachungszone im Radius von 10 km amtlich festgelegt. In diesen Zonen gelten besondere Vorschriften für den Verkehr mit Geflügel und Geflügelprodukten. Schutzimpfungen dürfen hier nur mit Bewilligung der Bundes-Veterinärbehörde durchgeführt werden.
Vorbeugung: Schlachtabfälle von Hühnern und Brucheier vor der Verfütterung an Geflügel ausreichend erhitzen.

13. Tuberkulose der Rinder
Ursache

Die Tuberkulose ist eine ansteckende, langsam verlaufende Krankheit, die durch das Tuberkulosebakterium, das in drei Typen, dem Menschen-, Rinder- und Geflügeltyp vorkommt, ausgelöst wird. Die Tuberkulose des Rindes ist in Österreich weitgehend ausgerottet, es kommt aber trotzdem hin und wieder zu Neuverseuchungen, hauptsächlich durch tuberkulöse Hühner oder Menschen. Die Ansteckung erfolgt hauptsächlich durch das Eindringen des Tuberkuloseerregers in die Atmungs- oder Verdauungsorgane. Die Weiterverbreitung erfolgt durch infizierten Speichel, Kot, Harn, die Milch, Ausflüsse aus den Geschlechtsorganen, durch das Fleisch und bei Hühnern auch durch Eier.

Erscheinungen

Es kommt zu Husten, Abmagerung, stumpfem Haarkleid; die Haut wird derb und unelastisch. Da es sich um eine chronische Erkrankung handelt, sind die Krankheitserscheinungen selten sehr typisch.

Feststellung

Die Tuberkulinhautprobe ist ein sehr brauchbares Mittel, um die Krankheit festzustellen. Es werden sämtliche Rinder- und Ziegenbestände Österreichs in einem zweijährigen Rhythmus untersucht und die infizierten Tiere ausgemerzt. Da Österreich seit Jahren frei von Rindertuberkulose ist, wird diese Untersuchung ab 2000 ausgesetzt. Ab nun wird die Schlachttieruntersuchung Neuausbrüche feststellen müssen.

14. Brucellose der Rinder

Die Ursache der Brucellose des Rindes ist ein Bakterium, das Brucella bovis genannt wird. Neben dieser Rinderbrucellose gibt es noch eine Schweinebrucellose und eine Brucellose der Schafe und Ziegen, das Maltafieber, das durch die Brucella melitensis hervorgerufen wird. Alle diese drei Brucellatypen können bei verschiedensten Tierarten (auch bei Wild) sowie bei Menschen vorkommen (Zoonose). Der Erreger wird besonders bei Geburten oder Verwerfensfällen in großen Mengen ausgeschieden, er kommt aber auch in der Milch erkrankter Tiere vor. Die Infektion erfolgt durch Aufnahme von mit Erregern verschmutztem Futter, Streu, Gras oder durch die Aufnahme des Erregers von der verschmutzten Umgebung oder über die Milch. Der Erreger wird jedenfalls meist über den Verdauungskanal aufgenommen.

Erscheinungen

Beim weiblichen Rind kommt es zum Abortus in der Regel ab der zweiten Hälfte der Trächtigkeit und anschließend zu einer Nachgeburtsverhaltung. Bei männlichen Tieren kommt es zu Hodenschwellung, Fieber und Deckunlust. Die Krankheit verursachte früher sehr große Schäden in der Viehwirtschaft.

Feststellung

Die Krankheit läßt sich durch eine Blutserumuntersuchung feststellen. Mit Hilfe dieser Untersuchung wurde die Krankheit in Österreich mehr oder weniger getilgt. Ab dem Jahr 2000 werden diese periodischen Untersuchungen ausgesetzt und durch ein Stichprobensystem ersetzt.

Maßnahmen

Jeder Bauer bzw. Tierhalter ist zur Absonderung und Anzeige eines nach viereinhalb Monaten Trächtigkeit erfolgten Abortusfalles verpflichtet. Das Tier wird dann sofort nach dem Abortus und 30 Tage später durch eine Blutuntersuchung auf Brucellose untersucht.
Wichtig ist jeweils die Absonderung und die unschädliche Beseitigung der abortierten Föten und Nachgeburtsteile. Für Tiere, die nachweislich vor dem Abortus von Alpen oder Weiden abgetrieben werden, wird eine Hirtenprämie bezahlt. Wird in einem Rinderbestand eine Neuinfektion festgestellt, so sollen alle Tiere, einschließlich der Kälber, der Schlachtung zugeführt werden. Nur so ist eine sichere Bekämpfung der Bangseuche möglich.
Schutzimpfungen gegen die Bangseuche sind in Österreich verboten.

15. Ornithose, Psittakose

Ursache

Zwischen Viren und Bakterien stehender Erreger, der Chlamydium genannt wird und bei Papagei und Sittich die Psittakose (Papageienkrankheit) hervorrufen kann. Der Erreger kann von kranken Vögeln durch Staub auf Schafe, Rinder und vor allem auf den Menschen übertragen werden.
Beim Menschen kommt es zu grippeähnlichen Erkrankungen mit hohem Fieber, die in atypischen Lungenentzündungen ausarten und schwer zu behandeln sind.

Erscheinungen

Bei jungen Vögeln kommt es zu schweren Darmerkrankungen mit stinkendem Durchfall. Die Erkrankung führt normalerweise rasch zum Tod. Überlebende oder ältere infizierte Tiere scheiden den Erreger über den Kot aus und können dadurch den Menschen gefährden.

Feststellung

Durch Laboruntersuchung von verendeten oder getöteten Vögeln.

Maßnahmen

Unter Sperre befindliche Tiere (Importtiere, oder nach Krankheitsfeststellung) sind einer 30- bis 45tägigen Behandlung nach Weisung des Amtstierarztes zu unterziehen oder zu töten.
Der Erfolg der Behandlung ist durch Kotproben zu kontrollieren. Die Amtstierärzte sind ermächtigt, Revisionen in Ziergeflügelhandlungen vorzunehmen. Die wichtigste vorbeugende Maßnahme ist die Behandlung und Kontrolle aller Importtiere.

16. Deckseuchen des Rindes

Ursache und Erscheinung

Die Deckseuchen des Rindes sind durch den Deckakt übertragbare ansteckende Geschlechtskrankheiten. Diese nach ihrer Ursache sehr verschiedenen Krankheiten haben ein sehr ähnliches Erscheinungsbild. Es kommt beim weiblichen Tier zu Scheidenkatarrh, Gebärmuttererkrankungen und zu Abortusfällen, die meist in der ersten Hälfte der Trächtigkeit auftreten. Beim männlichen Tier kommt es zu leichten Rötungen bis Entzündungen der Rute und zu aufsteigenden Entzündungen im männlichen Geschlechtsapparat (siehe Foto).

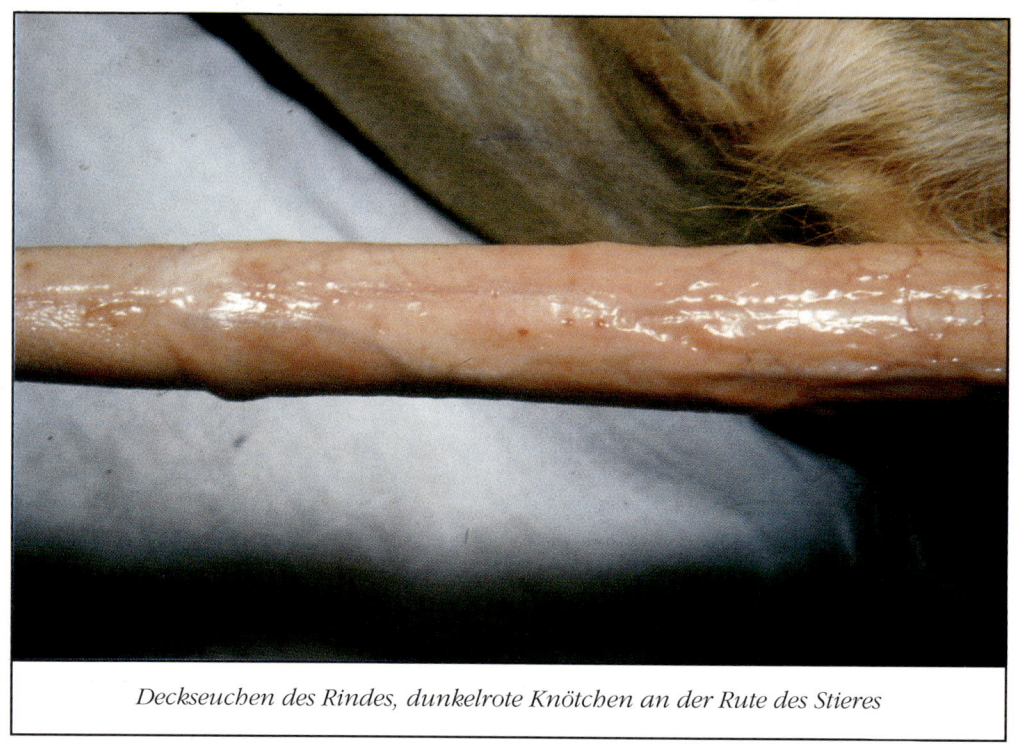

Deckseuchen des Rindes, dunkelrote Knötchen an der Rute des Stieres

- Durch **Trichomonaden** hervorgerufene **Deckinfektion des Rindes:**

Der Erreger ist ein kleiner Einzeller, der beim Deckakt vom infizierten Stier auf das gesunde Rind übertragen wird oder umgekehrt. Beim männlichen Tier kommt es zu einer Rötung und Schwellung der Rute und des Vorhautsackes, manchmal zu eitrigen Ausflüssen, die mit Schmerzäußerungen beim Harnabsatz verbunden sind. Beim weiblichen Tier kommt es zu leichten Gebärmuttererkrankungen ohne viel sichtbare Erscheinungen, zum häufigen Umrindern und zum Frühabortus. Die durch Trichomonaden hervorgerufenen Deckseuchen spielen heute keine wesentliche Rolle mehr, da sie durch die Einführung der künstlichen Besamung ausgerottet wurden. Die Krankheit wird durch Vorhautspülungen des Stieres und Untersuchung der Spülflüssigkeit im Labor festgestellt.

- Durch den **Campylobacter (Vibrio) fetus venerealis** hervorgerufenen **Deckseuchen des Rindes:**

Der zu den Bakterien gezählte Erreger führt zum Verwerfen und zur Unfruchtbarkeit der Rinder. Beim weiblichen Rind kommt es zu gehäuftem Umrindern, einer geringgradigen Scheidenentzündung und einer eventuell an den Deckakt sich anschließenden Gebärmutterentzündung. Beim männlichen Tier kommt es zu keinen typischen Krankheitserscheinungen. Die Feststellung der Krankheit erfolgt auch hier durch Untersuchung der Vorhautspülflüssigkeit des Stieres oder durch Untersuchung von Schleim aus dem weiblichen Genitale.

- Durch das **IBR/IPV Virus** hervorgerufene **Deckseuchen des Rindes:**

Dieses Virus kann beim normalen Deckakt wie auch bei der künstlichen Besamung übertragen werden und führt beim weiblichen Rind 3 bis 8 Tage nach der Deckung zu einem Anschwellen der Scheidenschleimhaut mit Bläschenbildung. Dann kommt es zum Absterben der Frucht und zum Frühabortus. Beim Bullen kommt es zur vorübergehenden Deckunfähigkeit. Die Krankheit kann durch eine Blutuntersuchung festgestellt werden. Die IBR/IPV wird durch das Bundesgesetz Nr. 636 aus 1989, mit einem Ausmerzverfahren bekämpft. Eine Impfung ist daher verboten!

Feststellung und Maßnahmen

Es wird der Deckbetrieb sofort eingestellt, sämtliche weiblichen Rinder untersucht und die Abschaffung des Stieres angeordnet. Bis zum Abschluß der Behandlung aller kranken weiblichen Tiere bzw. bis zur Sanierung des ganzen Deckringes ist nur die künstliche Besamung gestattet. Hochträchtige Tiere sind als gesund zu bezeichnen, daher wird eine laufende tierärztliche Untersuchung der weiblichen Rinder notwendig sein. Im Hinblick auf die Verbreitung von Deckseuchen ist die Deckhygiene die wichtigste Vorsorgemaßnahme.

Folgende Richtlinien hat der Stierhalter zu beachten:

a) Besondere Reinhaltung des Stierstandes, wobei die Einstreu mindestens zweimal täglich durch frische, trockene Streu zu erneuern und die alte gänzlich zu entfernen ist. Ebenso ist der Sprungplatz nach jedem Sprung gründlich zu reinigen und in kurzen Abständen zu desinfizieren.

b) Bei jedem zum Sprung vorgeführten Rind ist die Scham und die Scheide zu besichtigen. Der Brunstschleim muß glasklar und fadenziehend sein, die Scham darf keine auffallende Schwellung, die Scheidenschleimhaut keine starke

Rötung und keine Bläschen oder Pustelbildung zeigen. Die Scham soll nicht gewaschen werden, Verschmutzungen sind mit trockenem Saugpapier zu beseitigen.

c) Rinder mit trüben, fleckigem Brunstschleim oder sonstigen verdächtigen Erscheinungen an Scham und Scheide dürfen nicht belegt werden. Zweifelsfälle können nur durch eine tierärztliche Untersuchung geklärt werden.

d) Besondere Vorsicht ist gegeben bei sonst einwandfrei erscheinenden Rindern, die zu wiederholten Nachsprüngen oder nach überlanger Zeit nach dem Abkalben vorgeführt werden, das gleiche gilt für Rinder aus anderen Deckringen (Grund des Stierwechsels erkunden).

e) Das Sprungbuch muß genau geführt werden, Sprünge und Nachsprünge sind sofort einzutragen. Besonderheiten sollen dazu vermerkt werden. Der Deckerfolg des Stieres ist ständig zu kontrollieren.

f) Beim Stier sind Rute und Vorhaut laufend auf stärkere Rötung, Bläschenbildung und Absonderung von eitrigem Sekret oder sonstigen Veränderungen zu beobachten (beim Decken). Bei verdächtigen Erscheinungen ist vor Weiterführung des Deckbetriebes sofort der zuständige Tierarzt beizuziehen. Eine Behandlung des Stieres – auch mit vorbeugenden Decksalben usw. – darf nur über tierärztliche Verschreibung erfolgen.

g) Folgende Erscheinungen deuten auf den Verdacht einer Deckseuche im Deckring hin: Wiederholtes oder gehäuftes Umrindern, vorzeitiges Ausstoßen der Frucht (Frühverwerfen), sowie alle äußerlich erkennbaren, entzündlichen Erkrankungen, Ausschläge, Anschwellungen oder Ausflüsse an den Geschlechtsorganen der männlichen oder weiblichen Rinder, insbesondere im Anschluß an den Deckakt.

h) Der Tierhalter hat die gesetzliche Verpflichtung bei Erscheinungen nach Punkt g) sofort den Deckbetrieb einzustellen und die Anzeige an den Bürgermeister zu erstatten. In der Praxis empfiehlt sich die sofortige Beiziehung des zuständigen Tierarztes, welcher die Anzeige an die Bezirksverwaltungsbehörde weiterleitet, damit die erforderlichen gesetzlichen Maßnahmen angeordnet werden können.

17. Vesikuläre Virusseuche der Schweine

Ursache

Ein nur für Schweine infektiöses Virus löst die Krankheitserscheinungen aus, die der Maul- und Klauenseuche des Schweines sehr ähnlich sind und daher leicht mit dieser verwechselt werden können. Die Infektion erfolgt durch Kontakt von Tier zu Tier, aber insbesondere durch die Verfütterung von nicht ausreichend erhitztem Schweinetrank. Die Inkubationszeit beträgt 2 bis 7 Tage. Der Erreger ist auch auf den Menschen übertragbar und führt zu Blasenbildung im Mundbereich.

Erscheinungen

Es kommt zu Fieber bis zu 41° und zur Blasenbildung an den Klauenballen im Zwischenklauenspalt und am Kronsaum, aber auch auf Zunge, Lippen und Rüsselscheibe und im Bereich des Nasenrückens können Blasen entstehen. Die Krankheit breitet sich sehr schnell in einem Bestand aus, die Sterblichkeit ist aber gering. Die Freßlust bleibt im Gegensatz zur Maul- und Klauenseuche zumeist erhalten.

Feststellung

Durch die Untersuchung von Blasenmaterial an der Bundesanstalt für Virusseuchenbekämpfung bei Haustieren in Wien, ist die Krankheit festzustellen und von der Maul- und Klauenseuche abzugrenzen.

Maßnahmen

Wird die vesikuläre Virusseuche der Schweine in einem Bestand amtlich festgestellt, so werden sämtliche Schweine dieses Bestandes getötet und für die getöteten Tiere eine Entschädigung ausbezahlt. Die Desinfektion erfolgt mit einer auf 40° C erhitzten 1%igen Natronlauge.

18. Leukose des Rindes (Enzootische Rinderleukose, ERL)

Die enzootische Rinderleukose hatte in Österreich nie eine Bedeutung, sie wurde an einzelnen Rindern, die aus Norddeutschland importiert wurden, fallweise festgestellt. Heute ist die systematische Untersuchung der Rinderbestände auf ERL wegen der Importbestimmungen der Länder der Europäischen Wirtschaftsgemeinschaft notwendig geworden.

Ursache

Ein Virus ruft bei Rindern eine unheilbare Krankheit mit Wucherungen der Gewebe, die die weißen Blutkörperchen bilden, hervor.

Erscheinungen

Nach einer sehr langen Inkubationszeit kommt es zu Wucherungen verschiedener Größe an allen Körperteilen und Organen mit schleichendem Verlauf. Dabei wird das Allgemeinbefinden gestört; es kommt zu Milchrückgang, Appetitlosigkeit und Abmagerung, später zu Anschwellungen unter der Haut, besonders am Kehlgang und an den Kniegelenken (siehe Foto).

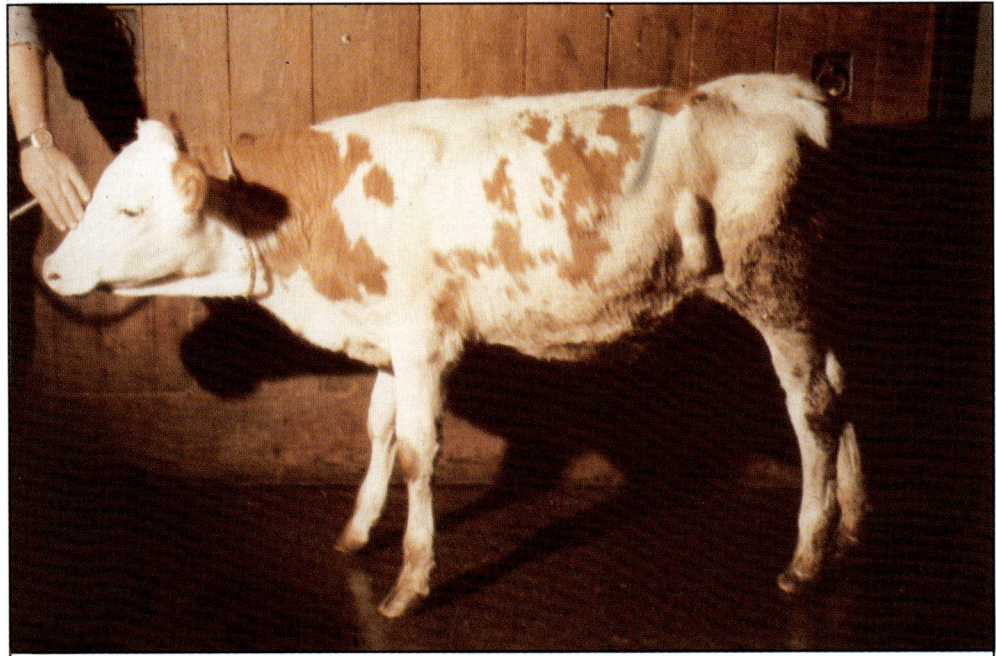

Leukose eines Jungrindes (Lymphknotenschwellung)

Feststellung

Im fortgeschrittenem Stadium ist eine Diagnose durch die Sektion möglich. Infizierte Tiere werden durch eine Blutserumuntersuchung erfaßt.

Maßnahmen

Mit Hilfe des Rinderleukosegesetzes BGBl. Nr. 272 aus 1982 wurde die ERL in Österreich getilgt. Die periodischen Untersuchungen aller österreichischen Rinderbestände werden ab dem Jahr 2000 durch ein Stichprobensystem ersetzt.

19. Die Infektiöse Bovine Rhinotracheitis und die Infektiöse Pustulöse Vulvovaginitis (IBR/IPV)

Die IBR-Komponente dieser Krankheit ist als eine Ursache der Rindergrippe in Betrieben mit über 100 Tieren gefürchtet, während die IPV-Komponente eher in Zuchtbetrieben auftritt. Die Krankheit tritt nur beim Rind auf.

Ursache

Ein Virus, das zur Gruppe der Herpesviren gehört. Es wird durch das Nasen- und Rachensekret mit dem Husten oder durch Sekrete der Geschlechtsorgane ausgeschieden und von gesunden Tieren mit dem Maul aufgenommen.

Erscheinungen

IBR-Form: Es kommt zum Krankheitsbild der Rindergrippe.
IPV-Form: Siehe Deckseuchen des Rindes

Feststellung

Infizierte Tiere werden durch den Nachweis von Antikörpern im Blutserum ermittelt.

Maßnahmen

Mit Hilfe des IBR/IPV-Gesetzes, das die Ausmerzung der infizierten Tiere bestimmt, wurde die Krankheit in Österreich getilgt.
Die periodischen Untersuchungen aller österreichischen Rinderbestände werden ab dem Jahr 2000 durch ein Stichprobensystem ersetzt.
Wichtig ist, daß Zukäufe von Rindern nur aus anerkannt seuchenfreien Betrieben erfolgen (Zeugnis).

20. Aujeszky'sche Krankheit

Ursache

Ein Virus, das besonders beim Schwein eine akut verlaufende Krankheit auslöst, die zentralnervöse und Lungenerscheinungen bewirkt und durch hochgradigen Juckreiz gekennzeichnet ist. Die Krankheit kann auch durch Hund, Katze oder Ratten übertragen werden.

Erscheinungen

Ferkel zeigen plötzliche Todesfälle, aber auch hohes Fieber, Durchfall, der dann zum Tod führt.
Ferkel mit 4 bis 6 Wochen zeigen meist nervale Erscheinungen, das heißt, sie haben Krämpfe und später Lähmungen.

Läufer und Mastschweine haben meist Inappetenz, Erbrechen, Muskelzittern und Fieber. Die Tiere sterben ca. nach 10 Tagen unter Krämpfen.
Trächtige Sauen: Abortus bei bis zu 90% der Tiere.

Feststellung

Die klinische Untersuchung ergibt den Verdacht der Erkrankung. Der sichere Nachweis des Virus wird mit Rachentupferproben und Anzüchtung des Virus gemacht. Am häufigsten wird der Antikörpernachweis im Blutserum durchgeführt. Beide Untersuchungen macht nur die Bundesanstalt für Virusseuchenbekämpfung bei Haustieren in Wien.

Maßnahmen

Keulung des Gesamtbestandes und Festsetzung eines Sperrgebietes. Die Stalldesinfektion erfolgt mit einer 5%igen Lösung von Formalin oder Chloramin.

21. Bovine Spongiforme Encephalopathie – BSE

Ursache

Prionen, das sind infektiöse Eiweißkörper, die eine fortschreitende Gehirnerkrankung auslösen. Die Infektion erfolgt durch die Verfütterung von infiziertem Tiermehl und wahrscheinlich auch vom erkrankten Muttertier auf seine Nachkommen. Die Inkubationszeit beträgt beim Rind 3–9 Jahre.

Erscheinungen

Verhaltensstörungen, wie Ängstlichkeit, Angriffslust, Zähneknirschen; Bewegungsstörungen, wie Zittern, Umfallen, Einbrechen in der Nachhand; Empfindungsstörungen, wie Juckreiz, Angst, Überempfindlichkeit auf Berührung und Lärm. Es tritt kein Fieber auf und die Milchleistung und der Appetit bleiben erhalten.

Feststellung

Ein Krankheitsverdacht ergibt sich aus den klinischen Erscheinungen. Die Krankheit kann am toten Tier durch mikroskopischen Nachweis der typischen Veränderungen im Gehirn eindeutig festgestellt werden.

Maßnahmen gegen eine Einschleppung

1. Verfütterungsverbot von Tiermehl an Wiederkäuer.
2. Einfuhrverbot von lebenden Rindern, Fleisch, Tiermehl, Tiersamen, Embryonen und Produkten von Rindern aus Ländern in denen BSE aufgetreten ist.

D) Bedeutsame, nicht anzeigepflichtige Infektionskrankheiten; Bekämpfung durch amtliche Programme

1. Bovine Virusdiarrhoe (BVD / Mucosal Disease (MD) Virusdurchfall der Rinder / Schleimhautkrankheit

Ursache
Ein Virus, das zu den Pestviren (z.B. Schweinepest und Border Disease der Schafe) gehört und weltweit verbreitet ist. Obwohl ⅔ unserer Rinder mit dem Virus in Kontakt gekommen sind und davon nur 10 % erkrankten, ist der wirtschaftliche Schaden, den diese Krankheit verursacht, enorm.

Erscheinungen
Nach frischer Einschleppung in einen Rinderbestand kommt es zu Verwerfen, zur Geburt lebensschwacher Kälber, zu Todgeburten, zu Fruchtbarkeitsstörungen und zur Geburt von „Virusstreuern". Die „Virusstreuer" sind das große Problem dieser Infektionskrankheit: Sie können ganz unauffällig sein, sie können kümmern oder sie erkranken an Mucosal Disease (mit den Symptomen Fieber, Nasenausfluß, unstillbarer Durchfall, Geschwüre im Maul), die immer zum Tod führt. Auf jeden Fall aber zeigen diese „Virusstreuer" immer einen negativen Befund bei der Blutuntersuchung und scheiden lebenslang das Virus aus. Durch dieses Dauerbombardement mit Viren kommt es neben einer Infektion der anderen Tiere des Bestandes bei diesen auch zu einer Schwächung der allgemeinen Abwehrkraft, was den Verlauf anderer Erkrankungen dramatischer gestaltet.

Verlauf im Bestand
Kommt die Krankheit neu in einen Bestand, werden die meisten Tiere still – ohne zu erkranken – durchseucht. Einige Tiere bekommen Durchfall, Fieber, Lungenerkrankungen, es kommt zu Blutungen bei Kälbern und Leistungsabfall. Die Infektion der trächtigen Rinder ist besonders gefährlich:

Infektion bis zum 41. Tag . . . . . es werden ca. 30% der Tiere umrindern
zwischen 40. und 120. Tag . . . . es werden Kälber geboren, die lebenslang „Virusstreuer" bleiben
zwischen 90. und 180. Tag . . . . . . häufig Kälber mit Mißbildungen
zwischen 180. und 260. Tag . . . . . meist schadlos
zwischen 260. Tag und Kalbung . . viele lebensschwache Kälber.

Feststellung

Die infizierten Tiere können mittels Blutuntersuchung erfaßt werden. Die „Virusstreuer" werden dabei negativ reagieren. Ein direkter Virusnachweis ist aufwendig und teuer.

Bekämpfung

Durch ein ausgeklügeltes Verfahren, das zuerst die unverdächtigen von den verdächtigen Betrieben durch Untersuchung von Tankmilchproben trennt und in den verdächtigen Betrieben durch Milchproben der Erstlingskühe und Blutuntersuchung der 6 Monate bis 2 Jahre alten Jungrinder (Jungtierfenster) die „Virusstreuer" herauszufinden versucht. Diese „Virusstreuer" sind auszumerzen. Begleitende Maßnahmen dazu sind: Kontrolle des Viehverkehrs (Handel, Ausstellungen, Versteigerungen) und besonders aber der **Alpung**.

2. Rinder- und Schweinegesundheitsdienste

Die gesetzliche Basis für die Errichtung von Tiergesundheitsdiensten in den Ländern bilden das Tiergesundheitsgesetz (BGBl. I/133 vom 23. 7. 1999) sowie die Tiergesundheitsdienstverordnung vom 1. 10. 2002 und das Tierarzneimittelkontrollgesetz (BGBl. I/28 vom 1. 4. 2002). Dadurch wird die Betreuung von Tierbeständen, die der Lebensmittelerzeugung dienen, neu geregelt und eine übersichtliche Organisationsform geschaffen.

3. Tierkennzeichnung

Seit 1998 ist die Kennzeichnung aller Rinder durch Verordnungen, die auf Grund des Marktordnungsgesetzes erlassen wurden, streng geregelt. Dies dient auch der Tierseuchenbekämpfung.

E) Lexikon der wichtigsten Krankheiten von Rind, Schwein, Schaf und Geflügel

Bevor die wichtigsten Krankheiten der Haustiere in alphabetischer Reihenfolge und nach Tierarten getrennt besprochen werden, soll auf das Tierärztegesetz und das Lebensmittelgesetz etwas eingegangen werden. Wie schon in der Einleitung angeführt, soll dieses Buch dem Bauern eine Hilfe zum Verstehen von Tierkrankheiten geben, es soll aber generell keine Behandlungsanleitung mit einem Verzeichnis stark wirkender Medikamente sein.
Wie im Tierärztegesetz, BGBl. Nr. 16 aus 1975 im § 12 bestimmt wird, dürfen folgende Tätigkeiten nur von Tierärzten ausgeübt werden:

- Untersuchung und Behandlung von Tieren
- Vorbeugemaßnahmen medizinischer Art gegen Erkrankungen von Tieren
- operative Eingriffe an Tieren
- Impfung, Injektion, Transfusion, Infusion, Instillation und Blutabnahme bei Tieren
- Verordnung und Verschreibung von Arzneimitteln für Tiere
- Schlachttier- und Fleischuntersuchung
- Ausstellung von tierärztlichen Zeugnissen und Gutachten
- künstliche Besamung von Haustieren (Ausnahme Laien- und Eigenbestandsbesamer)

Durch die Bestimmungen dieses Absatzes werden Tätigkeiten des Tierhalters und seiner Hausgenossen an seinem Tier und für sein Tier dann nicht berührt, wenn es sich um Tätigkeiten handelt, welche für die übliche Tierhaltung und Tierpflege notwendig sind.
In diesem Rahmen kann auch unentgeltliche Nachbarschaftshilfe geleistet und in Anspruch genommen werden.
In den Erläuterungen steht zu diesem § 12:
Der Ausschuß für Gesundheits- und Umweltschutz hat in seinem Bericht festgestellt: „Als Tätigkeiten des Tierhalters, die für die übliche Tierhaltung und Tierpflege notwendig sind, sieht der Ausschuß Tätigkeiten, wie die künstliche Besamung von Haustieren durch den dafür ausgebildeten Tierhalter, die normale manuelle Geburtshilfe, die Klauenpflege, das Einziehen von Nasenringen und das Kastrieren von Ferkeln an. Keinesfalls aber gehört dazu die Anwendung von rezeptpflichtigen Heilmitteln ohne tierärztliche Anordnung."

Lexikon der wichtigsten Krankheiten von Rind, Schwein, Schaf und Geflügel

Um seiner vornehmsten Aufgabe der Lebensmittelerzeugung gerecht zu werden, hat der Bauer die Verpflichtung, diese in bester Qualität und frei von Giftstoffen herzustellen und auf den Markt zu bringen.

Um in der heutigen Zeit der starken Umweltbelastung Lebensmittel in einwandfreier Qualität herzustellen, ist es wichtig, daß Medikamente nur nach strengsten Richtlinien und Grundsätzen angewendet werden. Dem trägt das Lebensmittelgesetz, BGBl. Nr. 86 aus 1975 Rechnung. Dort heißt es im § 15: Es ist verboten, an Tiere, die für die Gewinnung von Lebensmitteln tierischer Herkunft bestimmt sind, Hormone und Stoffe mit hormonaler Wirkung zu verabreichen. Weiters ist es verboten, Tieren Antibiotika zu verabreichen, um die Haltbarkeit der von diesen Tieren stammenden Lebensmittel zu erhöhen. Außerdem müssen alle Stoffe, die als Tierarzneimittel verwendet werden, zugelassen sein. Ein weiterer Absatz dieses § verbietet, daß Tiere, die mit solchen Stoffen behandelt wurden, sofern bedenkliche Rückstände der verwendeten Arzneimittel oder ihrer Umsetzungsprodukte zu erwarten sind, zum Zweck der Lebensmittelgewinnung verwendet werden.

Es sollen nun die wichtigsten Krankheiten der einzelnen Tierarten besprochen werden.

1. Die wichtigsten Krankheiten des Rindes

1.1 Abortus Bang (siehe Brucellose der Rinder C. 14)

1.2 Abszeß

Ursache

Eiteransammlung in einer durch eitrige Einschmelzung entstandenen Höhle, verursacht durch gewöhnliche Eitererreger oder durch Aktinomykosebakterien.

Erscheinungen

Unter der Haut liegende, höher temperierte, schmerzhafte, eventuell über die Oberfläche hervorragende fluktuierende Stelle, die in der Umgebung ödemisiert ist.
Wichtig ist die Unterscheidung zu Blutergüssen oder Brüchen oder zu Neubildungen.

Behandlung

Mit entsprechenden Salben zum Reifen bringen und später spalten.

1.3 Aktinomykose

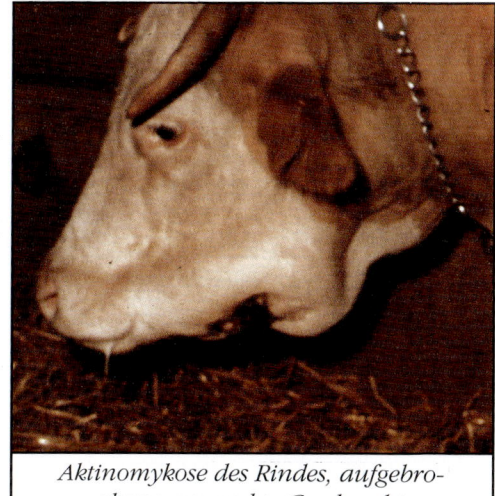

Aktinomykose des Rindes, aufgebrochene, vernarbte Geschwulst

Verschiedene zu den Bakterien zählende Erreger erzeugen hühnerei- bis mannskopfgroße Geschwülste im Bereich des Kopfes und Halses, aber auch die sogenannte Brettzunge und Geschwürbildungen an der Zunge. Diese Geschwüre sind zuerst derb und werden später durch den Zerfall des Gewebes im Inneren weich und brechen nach außen auf. An den Durchbruchstellen entstehen gerne Fisteln. Es kommt mitunter zu Selbstheilungen. Eine Behandlung durch Injektionen oder Radikaloperation kann versucht werden.

1.4 Aufblähen

Ursache sind Fremdkörper im Schlund oder übermäßig starke Gärung im Pansen, so daß das Aufstoßen von Gasen nicht mehr möglich ist.
Grundsätzlich unterscheiden wir zwei Formen von Blähung:
a) Die Blähung mit einer Gasblase im oberen Pansenbereich
b) Bei der schaumigen oder Durchmischungsgärung ist der Verlauf meist sehr rasch und erfordert ein gezieltes und schnelles Eingreifen von seiten des Tierbesitzers.

Krankheitserscheinungen

Es kommt zur Auftreibung der linken, bei sehr starken Blähungen auch der rechten Hungergrube. Die Atmung wird oberflächlich, es kommt zum Schweißausbruch und manchmal auch zu einer Blauverfärbung der Schleimhäute, die Herztätigkeit wird pochend. Eine hochgradige Unruhe und kolikähnliche Erscheinungen kennzeichnen das Krankheitsbild.

Behandlung

Die Tiere werden vorne etwas hochgestellt, damit die Mündung der Speiseröhre über dem Flüssigkeitsniveau im Pansen liegt. Anschließend wird eine Magenschlundsonde, ein Garten- oder Plastikschlauch (mit zwei bis drei Zentimeter innerer Weite) am besten unter Verwendung eines Sondenschutzgerätes (Holzstück mit einem Loch in der Mitte) eingeführt. Bei der unter a) genannten Blähung entweicht das Gas sehr rasch.

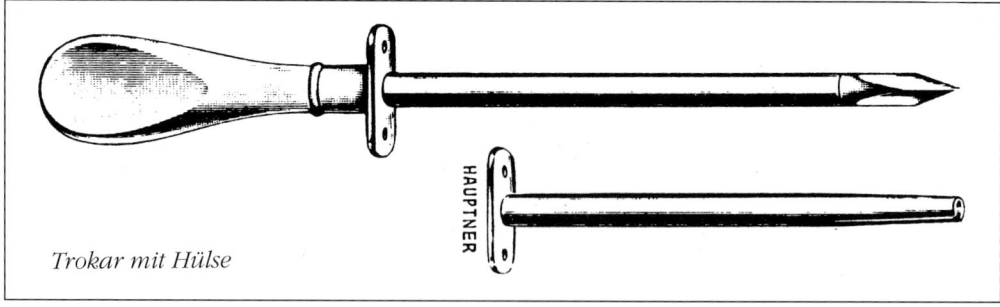

Trokar mit Hülse

Sollte sich die Sonde vestopfen, kann man entweder kräftig hineinblasen oder die Sonde herausziehen und reinigen. Ein Pansenstich ist normalerweise nicht nötig. Wenn er trotzdem ausgeführt wird, so soll die Mindestlänge des Trokars 20 bis 25 cm betragen.

Die wichtigsten Krankheiten des Rindes

Dadurch ragt der Trokar beim Zurücksinken des Pansens nicht in die freie Bauchhöhle hinein und verhindert die Gefahr einer Bauchfellentzündung. Bei der unter b) genannten schaumigen Blähung ist zuerst die Verabreichung von Silikonen wie Tympal oder Sicaden angezeigt. Diese Präparate werden mit 1 bis 2 Liter Wasser vermengt und zuerst durch die Magensonde eingegeben. Dadurch soll es zur Auflösung des Schaumes und zur Trennung von Gas und Flüssigkeit kommen. Bringen diese Mittel nicht den gewünschten Erfolg oder ist wegen Erstickungsgefahr keine Zeit zu verlieren, so ist ein Pansenschnitt anzulegen und der halbe Panseninhalt auszuräumen. Diese Maßnahme erfordert einen tierärztlichen Eingriff.

Vorbeuge

Den Tieren zu Beginn des Weideganges im Frühjahr und im Herbst Rauhfutter geben. Dadurch wird die Freßgier vermindert und die Speichelsekretion stark angeregt. Die chronische Blähsucht der Kälber kann durch eine Reduzierung der Milchmenge auf 6 l pro Tag und körperwarme Verabreichung sowie durch

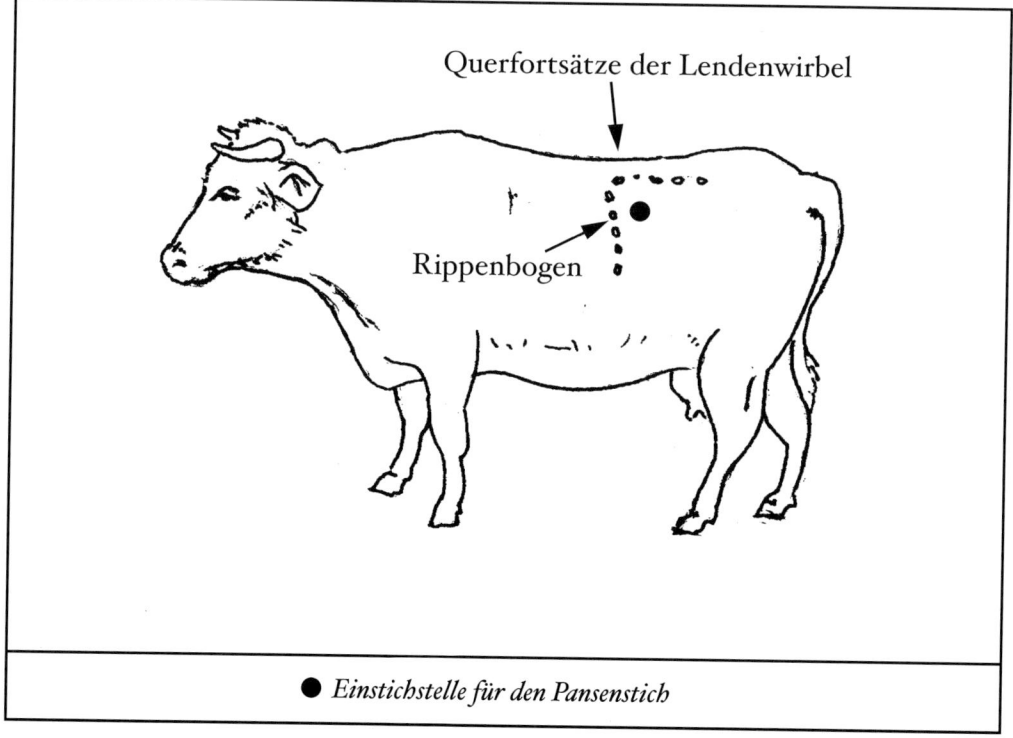

● *Einstichstelle für den Pansenstich*

Einstellen des Mehltrankes und Füttern von gutem Heu und eventuell Panseninhalt gesunder Rinder behandelt werden. Auch die Verabreichung von Haferschleim vermag diese Krankheit günstig zu beeinflussen.

1.5 Azetonämie

Die Azetonämie (Ketose) ist eine Stoffwechselstörung, die durch einen Abfall des Blutzuckergehaltes und vermehrte Bildung von Ketonkörpern gekennzeichnet ist.

Ursache

Mangel an Kohlehydraten oder deren schlechte Ausnützbarkeit, Rohfasermangel, ketogene Futtermittel sowie Silagen mit einem Überangebot an Rohprotein fördern das Auftreten dieser Krankheit.

Erscheinungen

Wechselnde Freßlust bis schwere Verdauungsstörungen; Pansenstillstand; Milchleistung meist nicht stark beeinträchtigt. Es können auch nervöse Erscheinungen, die an Tollwut erinnern könnten, auftreten. Die Ausatmungsluft kann aromatisch süßlich riechen. Die Krankheit wird in einer frischen Harnprobe nachgewiesen. In erster Linie werden von dieser Erkrankung wertvolle Hochleistungskühe auf dem Höhepunkt der Laktation, das heißt einige Tage bis sechs Wochen nach der Abkalbung befallen.
Eine vorbeugende Behandlung erscheint daher sehr wichtig:
Während der Trockenzeit soll die Energiezufuhr nur den Erhaltungsbedarf decken. Während der Hochlaktation müssen die Tiere leistungsgerecht und wiederkäuergerecht gefüttert werden. Das heißt, sie müssen energetisch und genügend mit Trockensubstanz gefüttert werden. Buttersäurehaltige oder verdorbene Silagen sind unbedingt zu vermeiden. Die Gesamtfettmenge darf 600 bis 800 g pro Tier und Tag nicht überschreiten. In der Zeit der Abkalbung sollen keine Futterumstellungen vorgenommen werden.

1.6 Bläschenausschlag

Siehe Deckseuchen des Rindes, C.16

1.7 Blutungen bzw. Blutstillung

Bei größeren Blutungen ist eine schnelle Hilfeleistung nötig. Es wird hier an das in Erste-Hilfe-Kursen Gelernte erinnert. Bei Flächenblutungen wird die Blutstillung durch Kompression oder durch einen Druckverband erzeugt. Man legt mehrere Gazetupfer oder saubere Taschentücher auf die Wunde, darüber Watte und befestigt das Ganze mit einer elastischen Binde, die fester als normal angezogen wird, wodurch ein Druck auf die Wundfläche ausgeübt wird. Die elastische Binde wird nach ca. 24 Stunden abgenommen, die auf der Wunde angeklebten Verbandstoffe bleiben aber noch einige Tage liegen und werden erst dann gelöst, wenn keine neuerliche Blutung mehr zu befürchten ist. Blutungen in Hohlräumen werden durch Tamponaden zum Stehen gebracht. Bei starken Blutungen aus der Scheide nach Geburten kann die Blutstillung mit Leintüchern, die leicht feucht gemacht wurden und so in den Scheidenhohlraum gestopft werden, vorgenommen werden. Sollte bei Geburten ein bis bleistiftstarkes Gefäß in der Scheide angerissen worden sein, so kann bis zum Eintreffen des Tierarztes versucht werden, dieses Gefäß zwischen Daumen und Zeigefinger oder durch Druck an den Beckenknochen zu verschließen.

1.8 Blutharnen

Es kann entweder Blut oder Blut vermischt mit Eiter oder Blutfarbstoff dem Harn beigemengt sein. Je nach dieser verschiedenen Ursache ergeben sich verschiedene Krankheitsbilder:
- Bei vermehrter Aufnahme von Adlerfarn kommt es zu einer Blasenerkrankung mit Blutgefäßwucherung in der Blasenschleimhaut. Dieses bewirkt ein auf Jahre sich hinziehendes Blutharnen, das mit Anämie und Abmagerung einhergeht. Die Krankheit ist unheilbar.
- Bei der Nieren- und Nierenbeckenentzündung des Rindes kommt es zu Absatz von rot gefärbtem Harn, der neben Blut auch Schleim und Eiterklumpen enthält. Die Diagnose wird durch die Harnuntersuchung gestellt. Auch diese Erkrankung ist schwer heilbar.
- Zur Ausscheidung von gelösten Blutfarbstoff dem Haemoglobin, kann es entweder bei einer schweren Erkrankung des weiblichen Rindes kurz vor oder einige Wochen nach der Geburt kommen.
   Weiters kommt es zur Ausscheidung von gelöstem Blutfarbstoff bei der Bingelkrautvergiftung und bei der **Piroplasmose:**
   Diese, auch Weiderot genannte Krankheit, wird durch einen einzelligen Parasiten, der in den roten Blutkörperchen schmarotzt und durch Zecken übertragen wird, hervorgerufen. Die Krankheit kommt daher immer wieder auf bestimmten Weiden ca. 2 Wochen nach Weideauftrieb vor.
   Die **Krankheiterscheinungen sind:**
   Blutig gefärbter Harn, Blutarmut, Gelbsucht, Mattigkeit, Fieber und Verstop-

fungen. Die Krankheit kann durch Injektionen wirkungsvoll behandelt werden. Die wirkungsvollste Vorbeuge gegen diese Krankheit besteht in der Bekämpfung der Zecken oder in der Fernhaltung anfälliger Tiere von den gefährdeten Weiden. Eine Schutzimpfung hat sich oftmals bewährt.

1.9 Bronchitis (siehe Rindergrippe)

1.10 Darmverschluß

Die Ursache sind Darmverlagerungen, Darmeinschiebung und Darmdrehung

Erscheinungen

Plötzlich auftretende, einige Stunden andauernde, sehr starke Kolik. Später Aufhören des Kotabsatzes und vermehrte Füllung des Bauches, ebenso erhöhte Bauchdeckenspannung. Aus dem After wird eine bernsteingelbe schleimige Masse abgesetzt. Es kommt nur im Frühstadium eine operative Behandlung in Frage.

1.11 Dassellarvenkrankheit

Die Krankheit wird durch die im Körper wandernden Larven der Dasselfliege hervorgerufen. Die sichtbarsten Krankheitserscheinungen sind die Beulenbildung unter der Haut des Rückens. Diese Dasselbeulen erscheinen in den Monaten Februar bis Mai. An der Kuppe der Dasselbeule befindet sich ein Atmungsloch, aus dem ein gelbliches Sekret abfließt.
Durch den Befall entstehen nicht nur Schäden in der Haut, sondern auch Ernährungsstörungen, Milchausfall bzw. durch Entzündungen im Rückenmarkskanal Nachhandlähmungen.
Die Krankheit wird in allen Bundesländern durch Verordnungen mit entsprechenden Medikamenten und Nachkontrollen bekämpft.
Die Krankheit ist derzeit in Österreich beinahe ausgerottet.

1.12 Deckseuchen (siehe C.16)

1.13 Durchfall beim erwachsenen Rind

Der Durchfall beim erwachsenen Rind hat seine Ursache meistens in einem Magen-Darm-Katarrh, der durch nicht einwandfreies Futter, gefrorene Silage

Die wichtigsten Krankheiten des Rindes

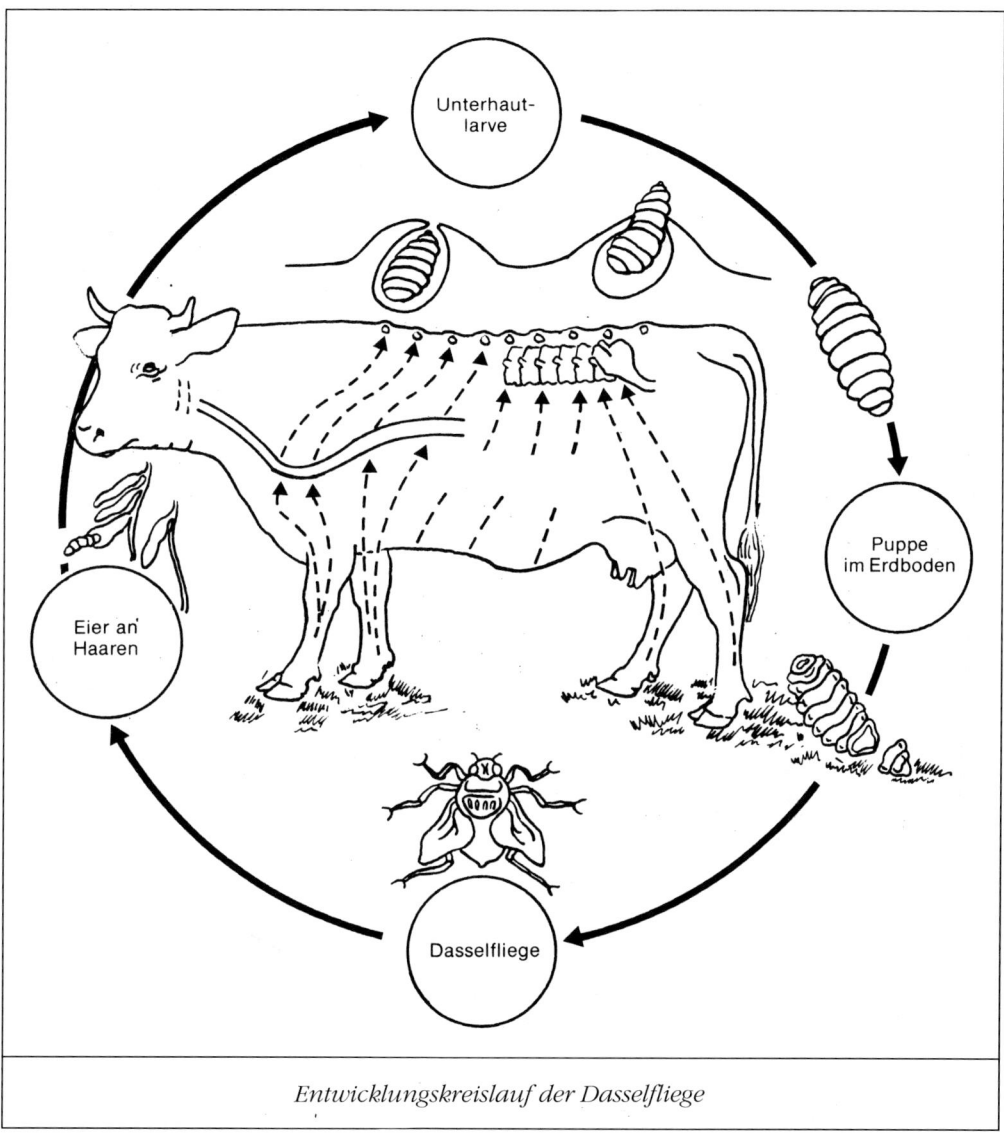

Entwicklungskreislauf der Dasselfliege

oder sonstige Fütterungsschäden hervorgerufen wird. Durch verschiedene Virusarten kommt es besonders in den Wintermonaten zu infektiösen Durchfällen. Diese Virusdurchfälle sind sehr ansteckend, führen zu wirtschaftlichen Schäden durch Milchrückgang, heilen aber in der Regel nach einigen Tagen von selbst aus. Todesfälle sind sehr selten.

1.14 Eierstockzysten

Diese zystöse Entartung der Eierstöcke kommt beim Einzeltier im Gefolge von Gebärmuttererkrankungen vor. Als Herdenerkrankung sind Eierstockzysten ein Symptom für Fütterungsfehler in Hochleistungsbetrieben. Die Erscheinungen sind eingebrochene Beckenbänder, dauernder Abgang von Schleim aus der Scheide, Dauerbrunst und Erscheinungen wie sie als Brüllerkrankheit, Stiersucht oder „Büllriedigkeit" bekannt sind. Die Krankheit bewirkt eine Sterilität des Rindes und ist durch tierärztliche Eingriffe bzw. Umstellung der Fütterung zu behandeln.

1.15 Enthornen

Bei der Umstellung vom Anbindestall zum Umlaufstall ist eine Enthornung der Rinder unbedingt anzuraten. Bei älteren Rindern werden die Hörner nach vorheriger Betäubung mit einer Stahldrahtsäge abgesägt. Bei Kälbern kann die Hornanlage mittels Thermokautern (Elektroenthorner) zerstört werden. Es ist auch die chirurgische Entfernung der Hornanlage mit einem träpanähnlichem Instrument möglich. Beim Brennen, sofern die Kälber älter als sechs Wochen sind, und bei der chirurgischen Methode, ist eine lokale Schmerzausschaltung durch den Tierarzt notwendig.

1.16 Euterentzündung (Mastitis) und Melkhygiene

Ursache

Streptokokken, Staphylokokken, Hefepilze, normale Eitererreger und Coli-(Darmbakterien)keime. Diese Erreger kommen entweder auf dem Blutweg oder durch die Zitzenöffnung in das Euter.

Erscheinungen

Nach dem Krankheitsbild können folgende Typen unterschieden werden:

- **Katarrhalmastitis**

  Bei der akuten Form kommt es zum Anschwellen des erkrankten Viertels, wobei die Drüsenmasse derb und unelastisch und leicht schmerzhaft ist. Das Sekret ist wäßrigmilchig und enthält Flocken oder Klumpen.
  Als meist chronische Katarrhalmastitis verlaufen der gelbe Galt und die Staphylokokkenmastitis. Diese beiden Infektionen verlaufen als unsichtbare

Infektion, als leichte Katarrhe oder als schwere Entzündungen und führen schließlich zur Schrumpfung des Euterviertels. Diesen Erkrankungen gelten hauptsächlich die Bemühungen der Eutergesundheitsdienste.

- **Parenchymatöse Mastitis**

Diese Erkrankung geht mit einer ausprägten Störung des Allgemeinbefindens einher (Fieber, Schüttelfrost, Freßunlust, Schwellung der Sprunggelenke und eventuell Festliegen). Das erkrankte Euterviertel ist stark geschwollen und sehr schmerzhaft. Es kann nur wenig, stark verändertes, wäßriges oder eitrig stinkendes Sekret ermolken werden.

Zu diesem Krankheitsbild gehört auch die Colimastitis. Dabei kommt es hauptsächlich nach Futterwechsel zu einer Vermehrung von krankmachenden Darmbakterien (Colibakterien), die über den Blutkreislauf in das Euter gelangen und dort eine schwere Entzündung des Eutergewebes auslösen. Das Tier zeigt auch hier wieder ein stark gestörtes Allgemeinbefinden mit Fieber, Schüttelfrost und Freßunlust. Aus dem erkrankten Euterviertel, das sehr stark geschwollen, heiß und schmerzhaft ist, kann eine geringe Menge

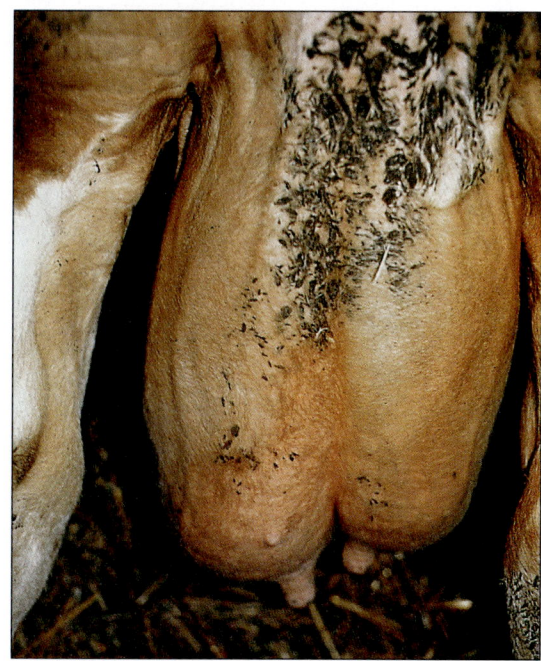

Euterentzündung – Mastitis – Rind

gelbliches, wäßriges Sekret ermolken werden. Die Prognose ist bei früh einsetzender tierärztlicher Behandlung meist günstig.

Bei der Pyogenes-Mastitis mit stinkend-eitrigem Sekret ist die Prognose für das erkrankte Euterviertel ungünstig.

Behandlung

Bei jedem Verdacht einer Eutererkrankung sollten Tests zur Ermittlung des Zellgehaltes (Schalmtest) und pH-Wertes (Testplättchen) der Milch durchgeführt werden. Durch eine bakteriologische Untersuchung der Milch mit Antibiogramm läßt sich ein geeignetes Antibiotikum finden, das örtlich angewendet und injiziert wird. Dabei ist die Wartefrist für die Milchablieferung zu beachten. Eine Behandlung der chronischen Euterkrankheiten ist besonders in der Trockenzeit wirkungsvoll.

Vorbeuge

Durch ein Hygieneprogramm, das aus folgenden Maßnahmen besteht:
a) Reinigung und Desinfektion des Euters vor dem Melken unter Verwendung von Einwegpapiertüchern
b) Zitzentauchen mit einem Desinfektionsmittel unmittelbar nach jedem Melken
c) Zitzentauchen der trockenstehenden Kühe und hochträchtigen Kalbinnen Zur Desinfektion sind nur geprüfte Mittel zu verwenden.
d) Regelmäßige Kontrolle der Melkmaschine
e) Kranke Kühe sind immer als letzte zu melken

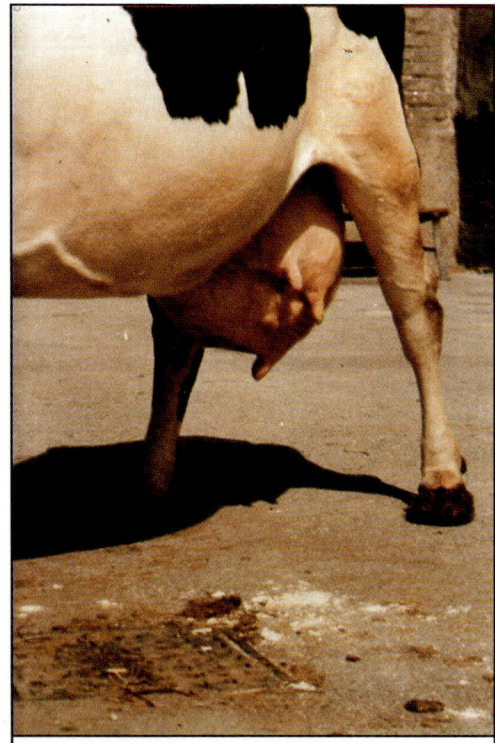

Euterödem – Rind

1.17 Euterödem

Ist eine teigige Schwellung der Haut und Unterhaut an Zitzen und Euter, die sich bis zum Mittelfleisch und Unterbauch fortsetzen kann. Die Schwellung ist nicht schmerzhaft und die Milch nicht verändert.

Eine spezifische Behandlung ist nicht bekannt. Das Leiden wird durch Bewegung des Tieres und Massage mit leichten Eutersalben gelindert.

1.18 Festliegen vor und nach der Geburt

Ursache

Erschöpfungszustände, Osteomalazie, schmerzhafte Prozesse im Bewegungsapparat (Gelenksentzündung), Nekrose der großen Becken- und Oberschenkelmuskeln, Schädigung der Nerven der Nachhand durch Blutergüsse oder Quetschungen im Becken, Beckenfrakturen und Gebärparäse (siehe E. 1.25) in einem atypischen Verlauf, können das Krankheitsbild des Festliegens verursachen. Dabei ist die Reaktionsfähigkeit auf Umweltreize nicht eingeschränkt und eine Futteraufnahme meist vorhanden. Die Behandlung muß die Ursache erfassen und sollte jedenfalls so früh wie möglich einsetzen. Die Prognose ist schlechter als bei der Gebärparäse.

1.19 Finnen

Sind Zwischenstufen des unbewaffneten Bandwurmes (Taenia saginata) des Menschen und erscheinen als runde, durchscheinende erbsengroße Bläschen im Kaumuskel und im Herzen.
Sie erzeugen keine Erkankung des Rindes, führen aber bei der Fleischbeschau zu einer Beanstandung des Fleisches. Dadurch wird der Tierkörper im Wert gemindert oder untauglich.

Vorbeuge

Klärschlamm der keine Fäulnisprozesse durchgemacht hat, ist von der Anwendung auf landwirtschaftlichen Kulturen auszuschließen.

1.20 Fremdkörpererkrankung

Ursache

Durchstoßen der Haube durch abgeschluckte, spitze, meist metallische, einige cm lange Fremdkörper.

Erscheinungen

Plötzlich einsetzende Inappetenz mit verminderter bis aufgehobener Pansentätigkeit, leichte Aufblähung und Absatz von festem glänzenden Kot. Die Temperatur ist bis ca. 39,5° C leicht erhöht. Der Kopf wird leicht gestreckt nach vorne gehalten, mitunter werden Schmerzen geäußert, die besonders beim Bergabführen des Tieres deutlicher werden. Die Behandlung erfolgt durch den Tierarzt und soll schnell einsetzen, damit der Fremdkörper nicht etwa die Wand der Haube und das Zwerchfell durchstoßen und zum Herz vordringen kann. Eine erste Hilfe besteht im Vornehochstellen und Hungernlassen.

1.21 Futtervergiftung

Ursache

Futtervergiftungen im weitesten Sinn werden durch abrupte Futterumstellungen, durch einseitige, übermäßig eiweißreiche oder übermäßig kohlehydratreiche Fütterung, durch verdorbene Futtermittel, lang gelagertes verschimmeltes Futter oder durch verschmutzte Tränken hervorgerufen.

Erscheinungen

Appetitlosigkeit, Pansenstillstand mit Verstopfung oder Durchfall, Aufblähung, Pansenübersäuerung mit allen Folgen für den Gesamtorganismus, wie Zittern, Krämpfe, Ansteigen der Herzfrequenz und Durchfall oder Pansenfäulnis, die mit Mattigkeit und komatösen Zuständen einhergeht. Eine eindeutige Diagnose sowie eine gezielte Behandlung erfolgt durch den Tierarzt. Erste Hilfe durch Eingeben von Medikamenten, die eine Pufferwirkung auf das pH des Pansens ausüben und Schmerzmittel enthalten.

1.22 Gebärmutterentzündung

Ursache

Meist auf Grund einer Nachgeburtsverhaltung oder sonst einer Störung in der Nachgeburtsphase eintretende leichte, mittlere oder schwere Entzündung der Gebärmutterschleimhaut.

Erscheinungen

Vom Wäßrigwerden des Brunstschleimes über weiße Flockenbildung im Scheidensekret bis zur hochgradigen Eiteransammlung in der Gebärmutter. Führt immer zur Sterilität.

Behandlung

Möglich.

Vorbeuge

Jede Störung in der Nachgeburtsphase muß tierärztlich behandelt werden.

1.23 Gebärmuttervorfall

Nicht zu verwechseln mit dem Scheidenvorfall.

Ursache

Übermäßige Wehen, überdehnte Mutterbänder, starke Nachwehen beim Abgang der Nachgeburt. Begünstigt wird das Leiden durch abschüssiges Liegen und durch Zugluft aus der Schwemmentmistung.

Erste Hilfe

Sauberes Leintuch um die Gebärmutter schlagen, verhindern, daß die Kuh aufsteht und Tierarzt verständigen.

Vorbeuge

Die Kuh sofort nach der Geburt aufstellen, damit alle Bauchorgane in die richtige Lage zurücksinken; vermeiden, daß sie bei der Geburt oder nachher mit dem Becken abwärts liegt; bei starken Nachwehen die Kuh im Stehen halten, eventuell bis zu einem Liter Schnaps eingeben und Tierarzt verständigen.

1.24 Gebärmutterverletzung

Eine durchgehende Verletzung der Gebärmutter führt, wenn sie nicht erkannt oder nicht chirurgisch behandelt wird, mit Sicherheit zum Tod der Kuh.

Erscheinungen

Festliegen, starrer Blick, Verweigerung der Futteraufnahme, oberflächliche Atmung.

1.25 Gebärparese (Milchfieber)

Ursache

Starke Belastung des Mineralstoffgleichgewichtes, besonders der Calciumspiegel-Regulation im Körper durch hohe Milchleistung.

Erscheinungen

Tritt meist am 2. bis 5. Tag nach der Geburt auf und zeigt sich zuerst in Schwanken der Nachhand, Freßunlust, Pressen auf den Kot, ohne diesen absetzen zu können, dann in Festliegen in einem schlafähnlichen Zustand mit Untertemperatur und kalter Hautoberfläche.

Erste Hilfe

Aufstehversuche verhindern, damit es beim Zusammenstürzen nicht zu Frakturen kommt.

Behandlung

Tierarzt.

Vorbeuge

Ausreichende Mineralstoffversorgung während der Trächtigkeit; die ersten fünf Tage nach der Geburt gefährdete (ältere) Tiere nicht ganz ausmelken bzw. zwei Euterviertel alternierend melken; zwischen 2. und 10. Tag vor der Geburt Injektion durch Tierarzt. In den letzten Wochen der Trächtigkeit sollten keine hohen Kalziummengen verfüttert werden.

1.26 Geburtshilfe

Anzeichen der Trächtigkeit

a) Ausbleiben der Brunst
b) Pechen der Kalbin ab 3. bis 4. Monat
c) Lebensäußerungen ab 5. bis 6. Monat
d) Frucht tasten ab 5. Monat

Anzeichen der Geburtsnähe

a) Schwellung der Scham
b) Senkung der Schamspalte
c) Zähflüssiger glasiger Schleim
d) Senkung und Lockerung der breiten Beckenbänder
e) Entspannung des Kreuz-Sitzbeinbandes
f) Einschießen der Milch
g) Temperaturabfall
h) Wehen

Die wichtigsten Krankheiten des Rindes

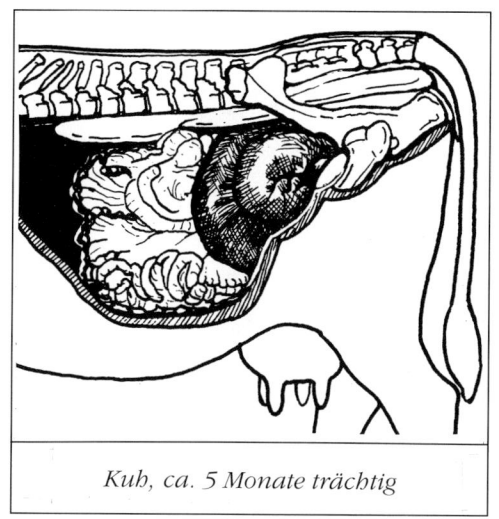

Kuh, ca. 5 Monate trächtig

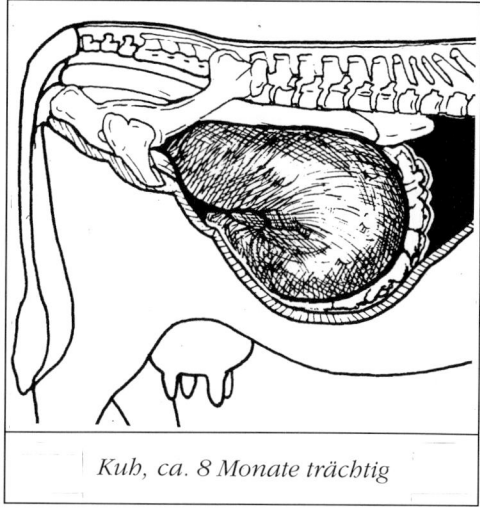

Kuh, ca. 8 Monate trächtig

Maßnahmen des Bauern vor der Geburt

a) Kuh an den richtigen Platz stellen, an dem genügend Licht vorhanden ist und genügend Raum für die Hilfeleistung hinter der Kuh freibleibt; bei Schwemmentmistung Abdeckplatte, ebenso bei Stangenentmistung mit tiefem Graben
b) Genügend Stoh unter der Kuh und hinter der Kuh ausbreiten
c) Warmes Wasser, Seife und Handtuch bereitstellen
d) Zwei reine Geburtsstricke und zwei Zughölzer bereitlegen
e) Alle nervösen Personen aus dem Stall entfernen und für eine ruhige Atmosphäre sorgen

Die Geburt

a) Es ist sehr unzweckmäßig, bei einem in Geburt stehenden Haustier den Scheidenhohlraum öfter zu untersuchen. Es gilt daher die Regel, daß eine Geburtshilfeleistung seitens des Bauern erst einzusetzen hat, wenn die Wasserblase gesprungen ist und Fruchtteile in der Scham sichtbar werden.
b) Eine Ausnahme dieser Regel ist gegeben, wenn trotz deutlich kräftiger Wehen mehr als zwei Stunden lang keine Wasserblase sichtbar wird. In diesem Fall ist nach Reinigung der Scham mit der gereinigten und nassen Hand der Scheidenraum zu untersuchen, um eine eventuell vorhandene Tragsackdrehung oder eine Muttermundverkrampfung festzustellen.
In beiden Fällen ist ein Tierarzt beizuziehen.

Die wichtigsten Krankheiten des Rindes

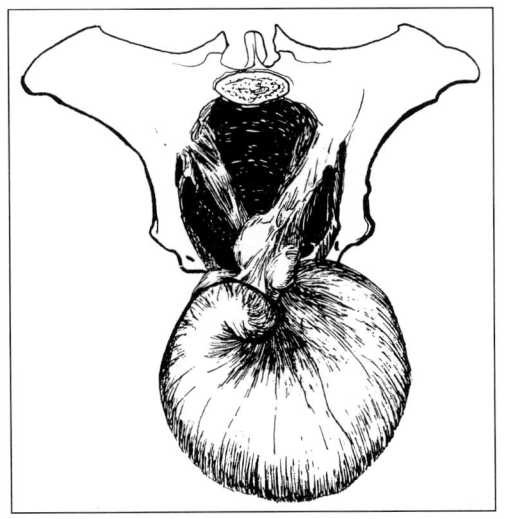

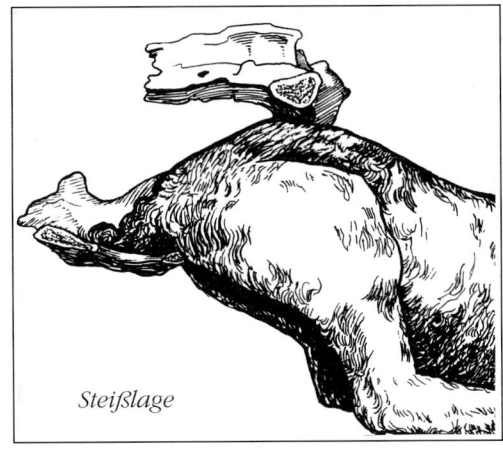

Steißlage

◀ *Tragsack – Gebärmutterdrehung*

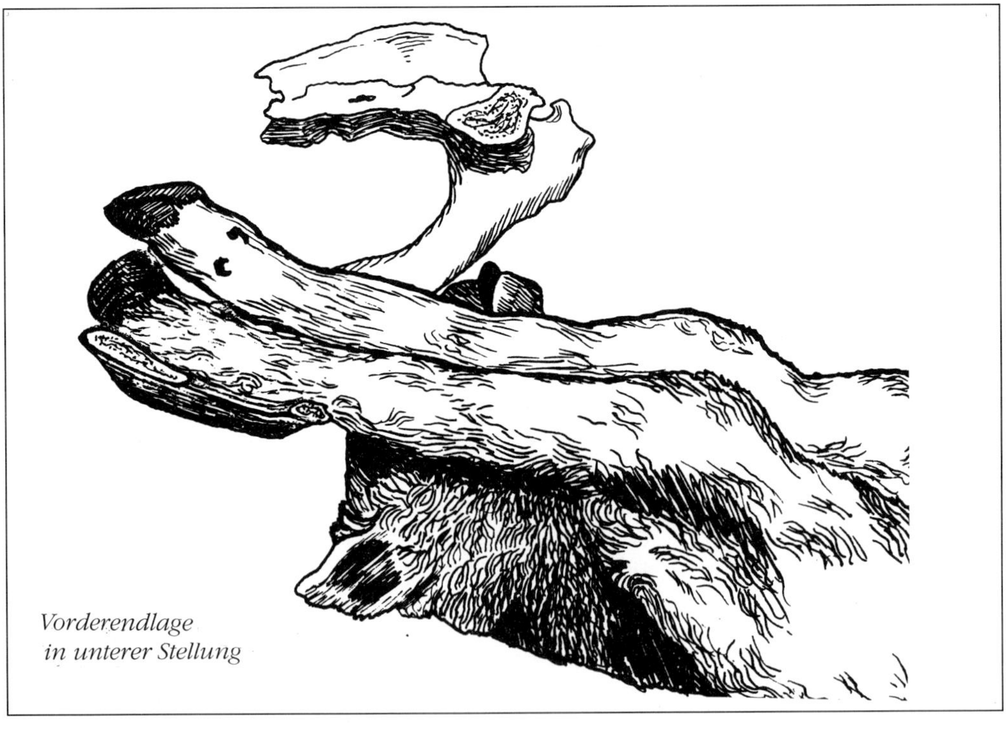

Vorderendlage in unterer Stellung

Die wichtigsten Krankheiten des Rindes

c) Wenn trotz Eröffnung der Wasserblase keine Fruchtteile sichtbar werden. Dies wird bei der Steißlage und bei einer sehr seltenen Querlage oder bei besonderen Mißbildungen eintreten. Auch in diesen Fällen ist der Tierarzt zu holen.

d) Ist die Wasserblase gesprungen und ein oder zwei Füße in der Scham sichtbar, so ist nach Reinigung der Scham und der Hand mit Wasser und Seife eine vaginale Untersuchung durchzuführen, die folgendes beachtet:

1) Wie liegen die Füße im Geburtsweg?
2) Ist ein Kopf vorhanden, oder ist er verschlagen?
3) Sind die Füße Vorder- oder Hinterfüße?
4) Bei der geburtsrichtigen Vorderendlage (obere Stellung) zeigen die Sohlenflächen der Klauen zum Euter der Kuh.
5) Bei der Vorderendlage in unterer Stellung, wo die Wirbelsäule der Frucht gegen den Bauch der Kuh zu liegt, zeigen die Sohlenflächen der Klauen des Kalbes genauso wie bei der Hinterendlage gegen den Schwanz der Kuh. In unterer Stellung ist eine Geburt nicht möglich.

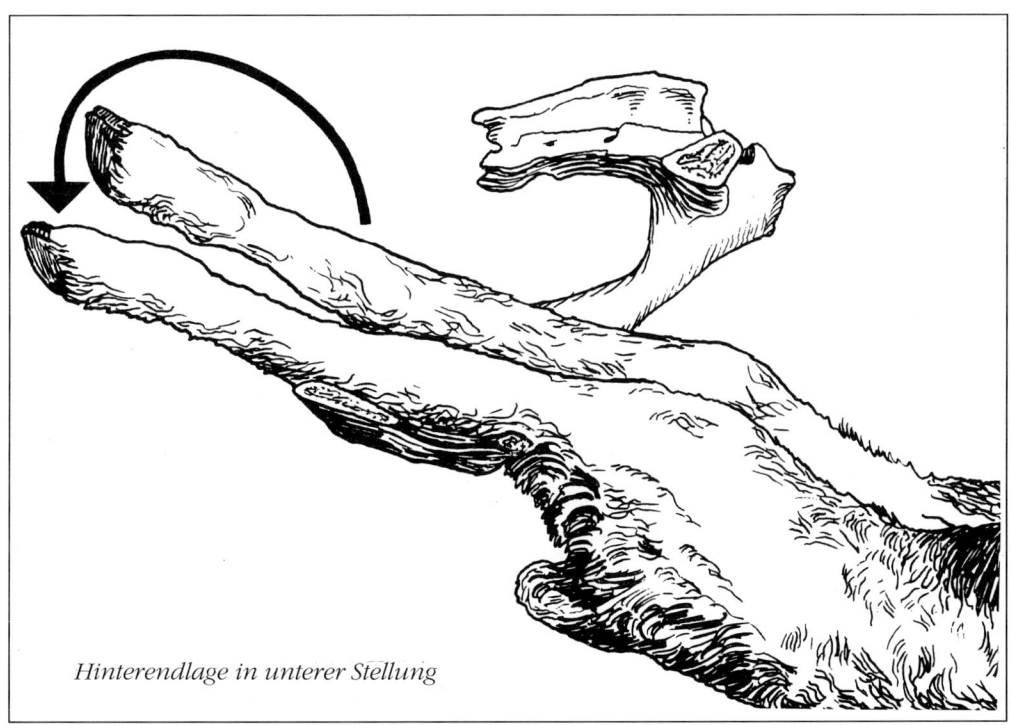

Hinterendlage in unterer Stellung

Die wichtigsten Krankheiten des Rindes

6) Unterscheidung ob Vorder- oder Hinterfüße ist am Sprunggelenk möglich.
7) Bei einem seitlich verschlagenen Kopf ist ein Tierarzt beizuziehen. Jedes Ziehen an den Beinen ist vor Berichtigung des Kopfes verboten, da es die Lage sehr, sehr verschlechtert. Dasselbe gilt für den nach unten verschlagenen Kopf. Abgebeugte Vorderfüße können bei großer Übung und Vorsicht vom Bauern selbst berichtigt werden.
8) Ist der untersuchende Bauer zur Überzeugung gekommen, daß alles richtig liegt und daß auf Grund der Größe der Frucht die Geburt möglich sein wird, so sind die reinen, im Wasser eingeweichten Geburtsstricke über den Fesseln anzulegen, die Zughölzer einzuknüpfen. Daraufhin hat ein Zug einzusetzen, der maximal drei Mann umfaßt. Dabei ist an den Füßen zuerst getrennt und im Sinne der Führungslinie zu ziehen. Man wird immer mit den Wehen ziehen. Eine Person, meist eine Frau, übernimmt den Dammschutz. Die Extraktion wird besonders bei der Erstgebärenden nicht zu rasch vorgenommen.

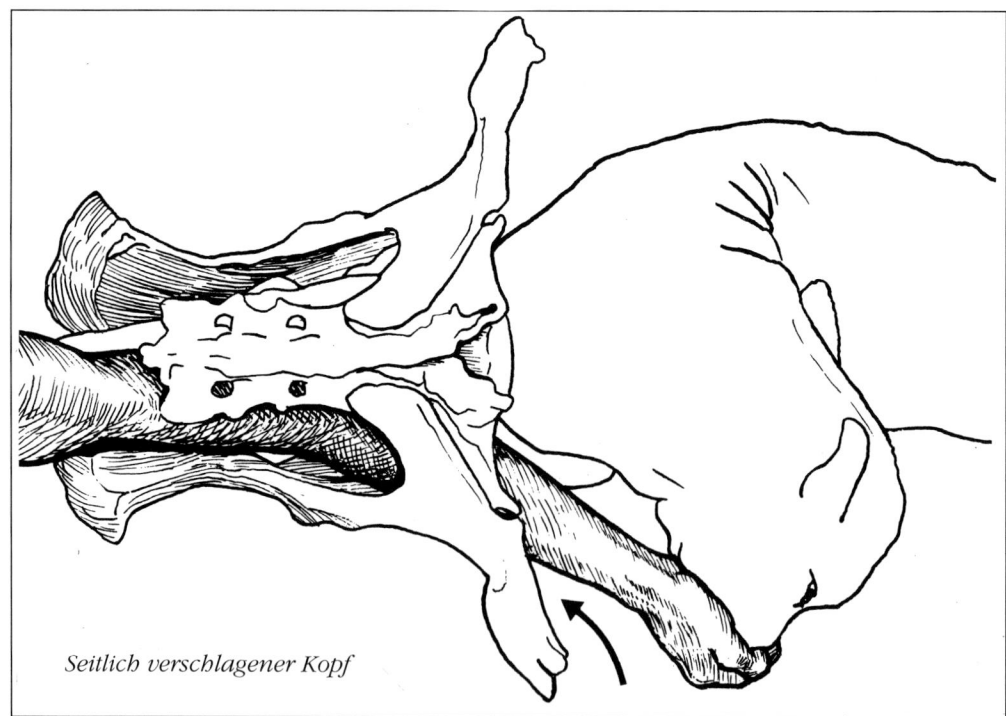

Seitlich verschlagener Kopf

Die wichtigsten Krankheiten des Rindes

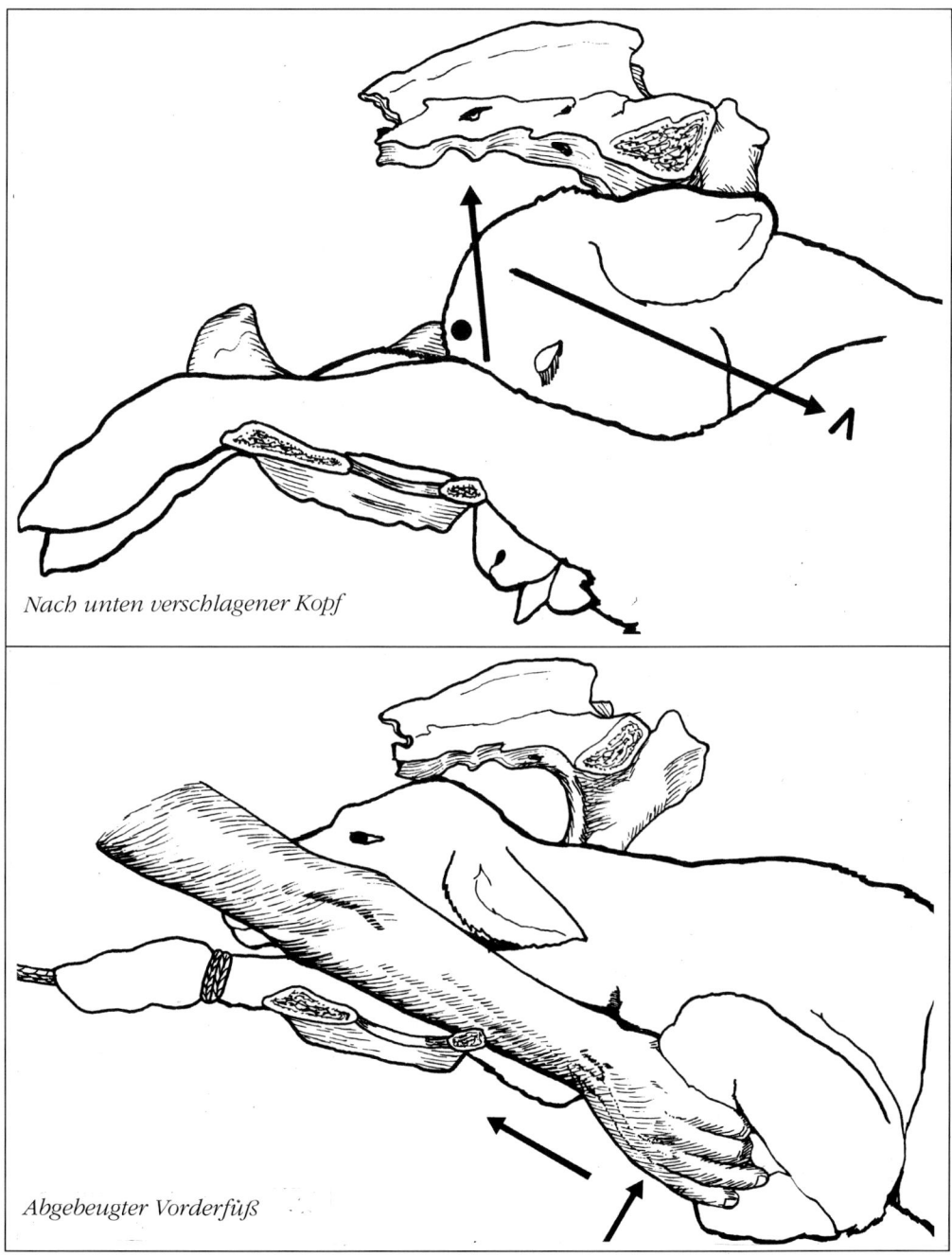

Nach unten verschlagener Kopf

Abgebeugter Vorderfuß

Die wichtigsten Krankheiten des Rindes

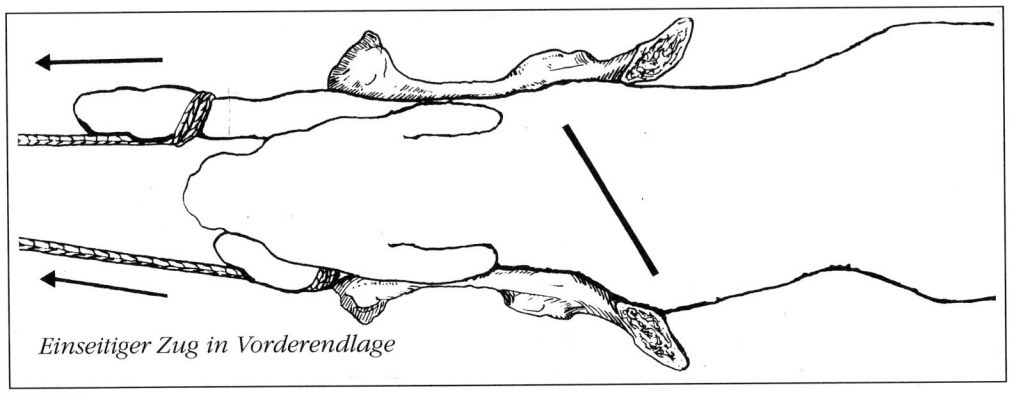

Einseitiger Zug in Vorderendlage

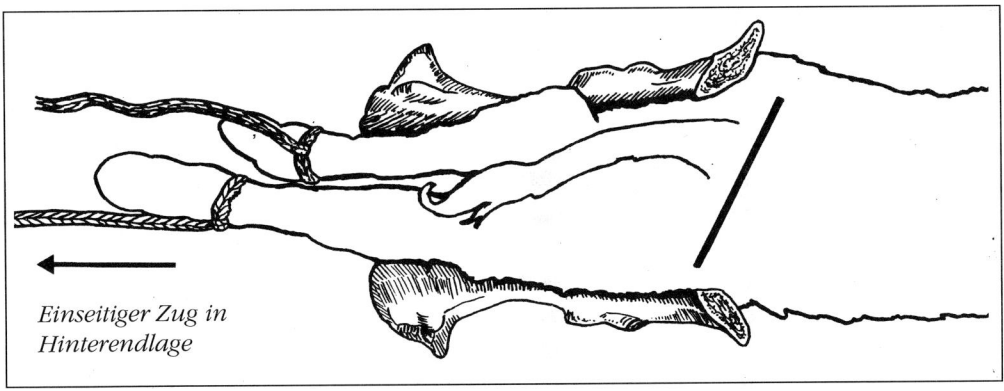

Einseitiger Zug in Hinterendlage

Maßnahmen nach erfolgter Geburt

a) Kuh aufstellen
b) Kalb: Rachen entschleimen durch Hintenhochhalten
c) Wiederbelebungsversuche durch Überschütten mit kaltem Wasser und eventuell künstliche Atmung
d) Nabel des Kalbes ausstreifen und Jod oder andere Desinfektionsmittel darübergießen (Nabel des Pferdes abbinden, Nabel des Schweines abschneiden)
e) Das Kalb der Kuh zum Ablecken geben
f) Nachuntersuchung der Kuh, ob nicht eventuell eine zweite Frucht vorhanden ist bzw. ob Verletzungen der weichen Geburtswege vorhanden sind.

1.27 Grind (Trichophytie, Glatzflechte)

Ursache

Hautpilzinfektion
Meist erkranken Jungrinder bis zum 2. Lebensjahr. Die Krankheit wird von Rind zu Rind, aber auch auf den Menschen übertragen.

Erscheinungen

Meist kreisrunde Hautbezirke, bis zu handtellergroß, sind haarlos und mit einer schuppigen bis borkigen weißen Auflagerung bedeckt. Meist treten die Veränderungen am Kopf und Hals auf.

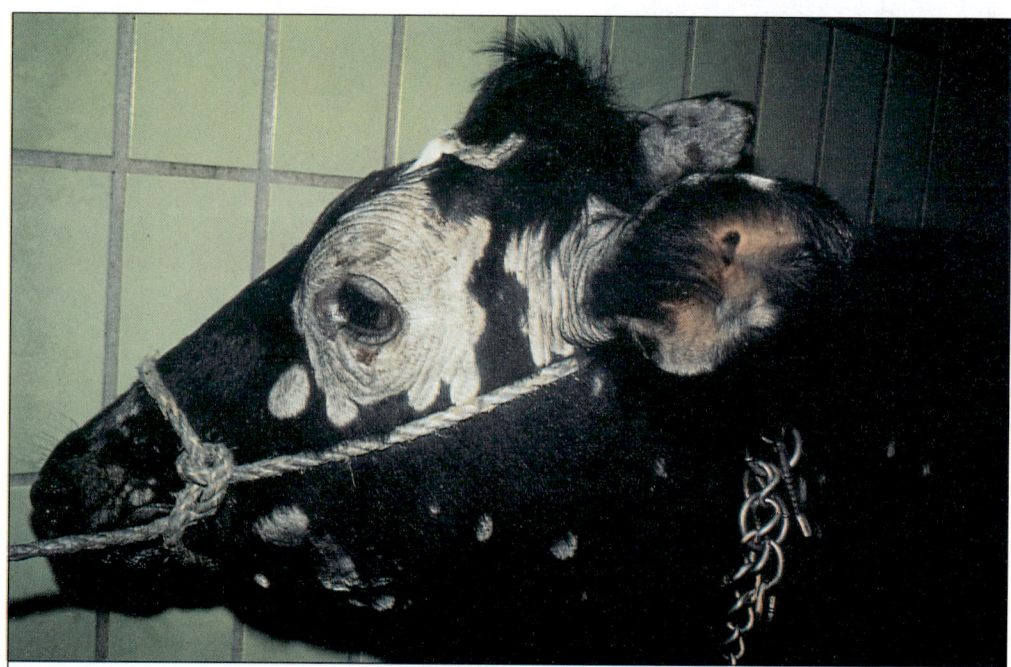

Kopf eines Kalbes mit Grind (Glatzflechte), rundliche, haarlose, mit weißen Schuppen bedeckte Hautbereiche

Behandlung

Es kommt nach drei bis vier Monaten zur Selbstheilung. Trotzdem sollten die Tiere behandelt werden, da eine Infektion des Menschen unbedingt verhindert

Die wichtigsten Krankheiten des Rindes

werden muß. Abtötung der Pilze durch pilzwirksame Salben. Gleichzeitig ist das Putzzeug zu beseitigen oder zu desinfizieren, weil damit diese Pilzkrankheit leicht übertragen werden kann.

Vorbeuge

Verbesserung der A-Vitaminversorgung, Isolierung der Tiere beim Zukauf, Verbesserung des Stallklimas.

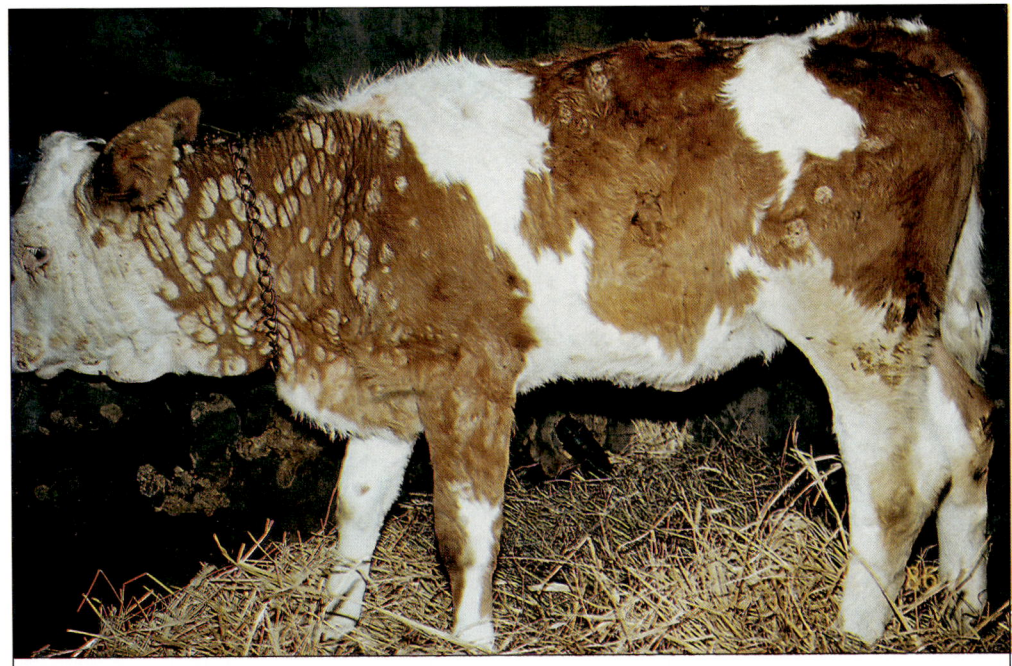

Grind eines Rindes – typische, kreisrunde Flächen

1.28 Hüftgelenksluxation

Ursache

Zerreißen des Bandes im Hüftgelenk durch Unfall und dadurch Verlagerung der Kugel des Oberschenkelknochens.

Erscheinungen

Lahmheit. Das Hinterbein wird meist etwas nach vorne und außen gehalten und kann nicht vorgeführt werden. Das Leiden ist unheilbar.

Vorbeuge

Rindernde Tiere nicht auf die Weide bringen.

1.29 Indigestion (siehe Futtervergiftung E. 1.21)

1.30 Kälberkrankheiten

10 % aller Neugeborenen verenden durch Kälberkrankheiten.
75 % aller Kälberverluste treten in den ersten 2 Lebenswochen ein.

a) Maßnahmen beim hochträchtigen Muttertier

Ausreichende, vitaminreiche (A-Vitamin) Fütterung, zugekaufte trächtige Kuh sehr bedenklich, da ihr Kolostrum (Biest-Milch) keine stallspezifischen Abwehrkräfte besitzt. Daher für das Kalb dieser Kuh Kolostrum einer stalleigenen Kuh tiefgefroren aufbewahren.

b) Maßnahmen bei Geburt

- Weitreichende Sauberkeit bei der Geburtshilfe (ausgekochte Stricke, Seife, Wasser)
- Ausdrücken des Schleimes aus Maul und Nase mit den Händen von außen (Maulhöhle des Kalbes nicht berühren)
- Nabel ausstreifen und dann mit Jodtinktur desinfizieren
- Kalb in Einzelbox legen mit sauberer Einstreu
- Biest-Milch so bald wie möglich anbieten (sicher schon vor Abgang der Nachgeburt); Menge: am 1. Lebenstag bis zur Sättigung.

c) Fütterung nach der Geburt

- Erste Tage: 3 bis 4 Mahlzeiten pro Tag
- Menge: so viele Liter wie Kalb an Tagen alt ist.
- Temperatur: 37° bis 38° C (eventuell zuerst Elektrokochtopf verwenden – kühlt nicht so schnell aus).
oder
Kalb mit Muttertier in Box halten, wie es beim Pferd üblich ist. Dabei Kuh regelmäßig abmelken.

Die wichtigsten Krankheiten des Rindes

d) Behandlung

- Leichte Magen-Darmerkrankungen
  1. Behandlungstag: 3- bis 4mal täglich Schwarzer Tee anstatt Milch
  2. Behandlungstag: Tee wird der Muttermilch im Verhältnis 1:1 zugesetzt
- Mittel bis hochgradige Darmerkrankungen
  Zusätzlich zur diätischen Behandlung mit Tee, Antibiotika und Sulfonamide nach Verschreibung eines Tierarztes. Vermehrtes Auftreten von Kälberkrankheiten bedarf der Beratung bzw. Behandlung durch einen Tierarzt.

1.31 Katarrhalfieber, bösartiges

Ursache

Virus bei dessen Übertragung das Schaf eine Rolle spielt.

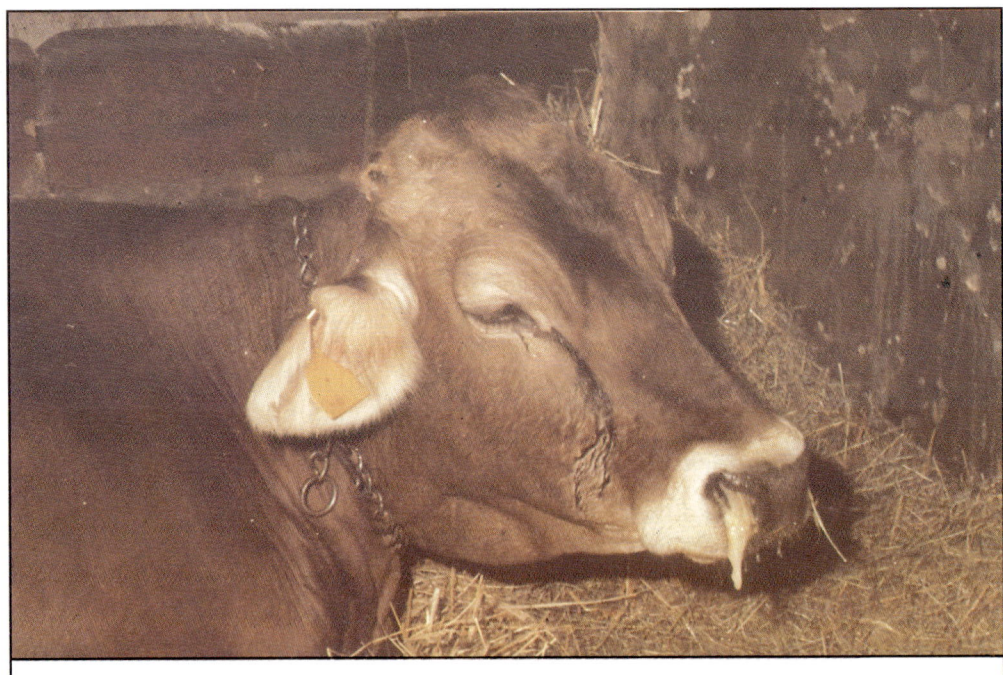

Bösartiges Katarrhalfieber, Rind mit Augen- u. Nasenausfluß

Die wichtigsten Krankheiten des Rindes

Erscheinungen

Hochfieberhafte Erkrankung mit Lichtscheue, Tränenfluß, Bindehautentzündung, Augenentzündung, Stirnhöhlen- und Mundschleimhautentzündung.
Da es keine Behandlung gibt, ist die schnelle Abschaffung des Tieres ratsam.

1.32 Klauenerkrankungen

Entzündung der Klauen- und Ballenlederhaut

Ursache

Quetschungen, Verletzungen, schlechte Klauenpflege, Nageltritte und Hornspalten.

Erscheinungen

Verschieden starke Lahmheiten mit Schonung der erkrankten Klauenhälfte im Stand.

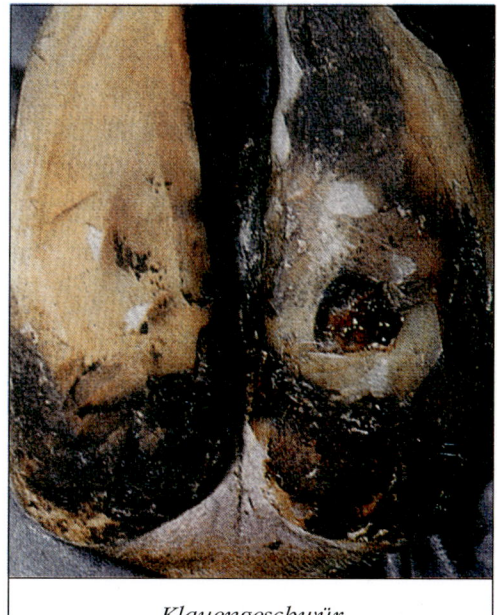

Klauengeschwür

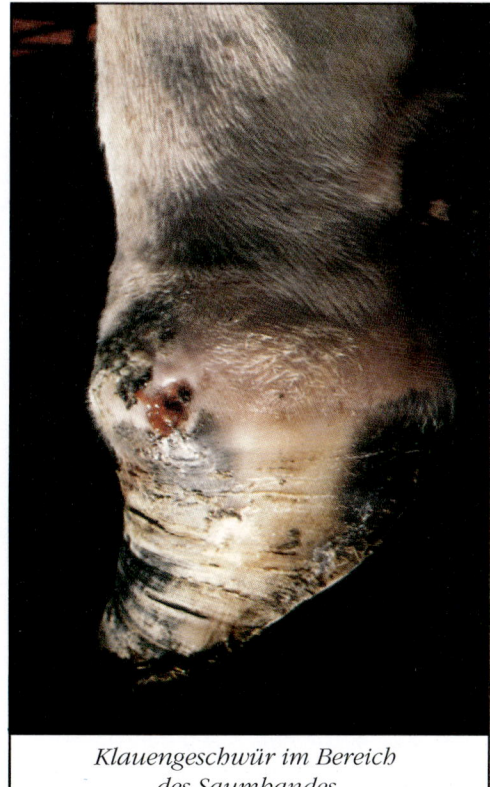

Klauengeschwür im Bereich des Saumbandes

Die wichtigsten Krankheiten des Rindes

Behandlung

Klauenpflege, Verdünnen der Sohle bis zum Ausfluß von Eiter; Aufweichen des Klauenhorns durch Heublumen- oder Essigsaure-Tonerdebäder. Tierarzt.

Klauengeschwür – Panaritium

Entzündung der Haut und Unterhaut des Kronrandes, besonders aber im Zwischenklauenspalt unter Beteiligung von Nekrosebakterien.

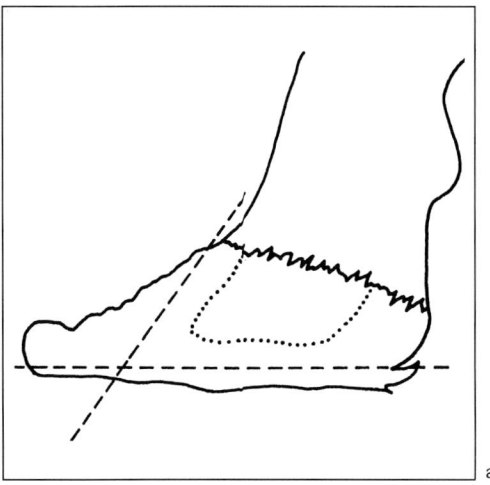

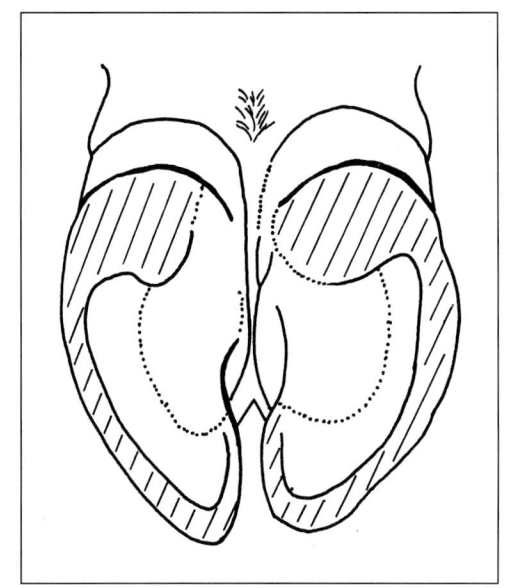

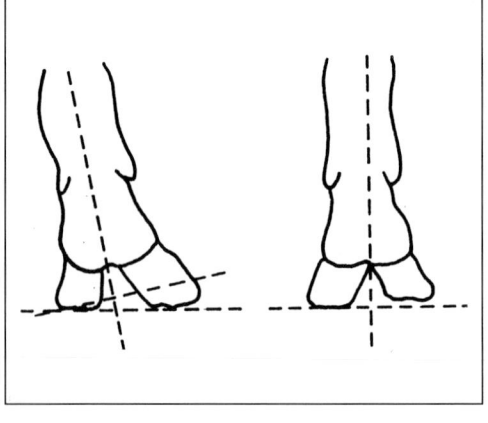

Klauenpflege soll überschüssiges Horn entfernen und dem Tier ein ebenes Stehen ermöglichen.

a) Vorderes Wandhorn und Sohlenhorn sollen die Form der strichlierten Linie haben.
b) Das innere Sohlenhorn soll tiefer sein als die tragenden Teile (grau schraffiert).
c) Das Horn der Außenklaue soll nicht länger als das der Innenklaue sein.

Erscheinungen

Schwellung der betreffenden Stellen, Geschwürbildung und Schwellung des Bindegewebes bis zum Fesselgelenk. Starke Lahmheit mit Freßunlust und Rückgang der Milchleistung (Bild, S. 69).

Behandlung

Örtlich und über Injektionen durch den Tierarzt.

Vorbeuge

Mineralstoffversorgung richtigstellen und Desinfektion des Standplatzes; Superphosphateinstreu.

1.33 Kokzidienruhr (blutiger Kot)

Ursache

Ein einzelliger Parasit schädigt die Schleimhaut der hinteren Darmabschnitte; meist Weideerkrankung.

Erscheinungen

Fauliger Durchfall, der nach einigen Tagen blutig wird; starkes Pressen auf den Kot; Gefahr der Flüssigkeitsverarmung des Körpers.

Behandlung

Soll mit spezifischen Medikamenten möglichst bald einsetzen.

Vorbeuge

Melorisation der Weiden, damit der Parasit keine günstigen Bedingungen zur Entwicklung hat.

1.34 Kolik

Ursache

Spannungszustände bzw. Verkrampfungen der Darmmuskulatur (z. B. bei starkem Spulwurmbefall des Kalbes); Darmverschluß; Konkrementbildung im Nierenbecken oder in der Gallenblase.

Die wichtigsten Krankheiten des Rindes

Erscheinungen

Bauchschmerzen, die sich in Unruhe, Schlagen der Hinterfüße gegen den Bauch und plötzlichem Niederstürzen äußern.

Behandlung

Nach Erkennen der Ursache durch den Tierarzt.

1.35 Kuhpocken

Ursache

Virus, das durch Mücken auf der Weide oder durch den Melkakt übertragen wird. Einschleppung meist durch die Pockenimpfung von Menschen.

Erscheinungen

Bläschen, Pusteln und Krusten an den Zitzen. Keine Allgemeinerkrankung.

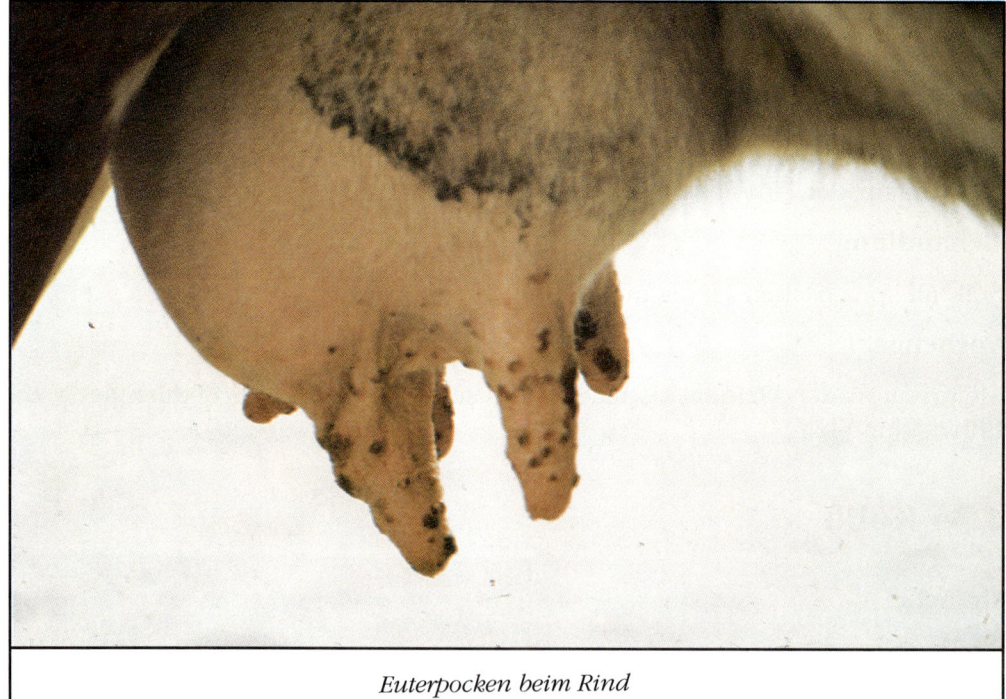

Euterpocken beim Rind

Die wichtigsten Krankheiten des Rindes

Behandlung

Desinfizierende Salben oder Osmaron-Melkfett.

1.36 Leberegelkrankheit

Ursache

Der Leberegel, ein ca. $1^{1}/_{2}$ cm langer und $^{1}/_{2}$ cm breiter glatter Parasit, der in den Gallengängen und der Gallenblase schmarotzt.

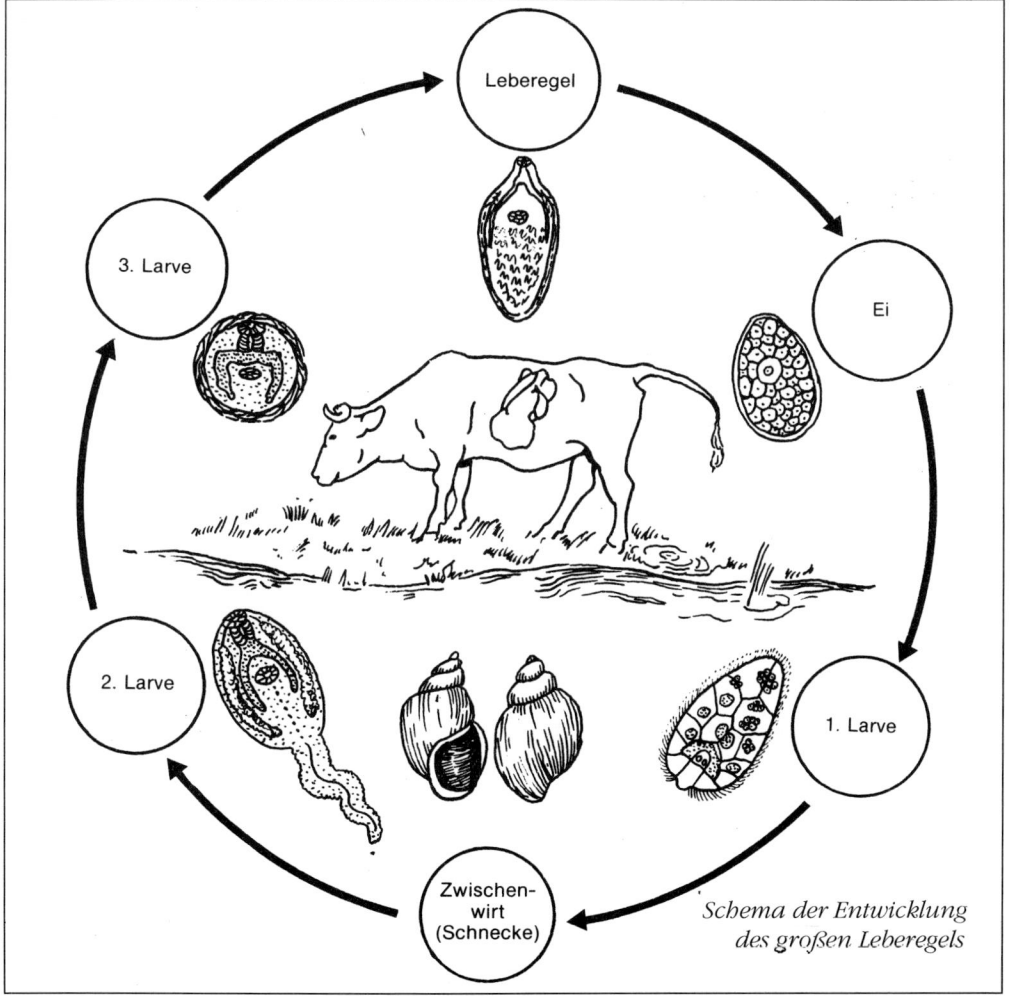

Schema der Entwicklung des großen Leberegels

Erscheinungen

Entzündungen der Gallengänge, der Leber und sogar der unteren Lungenabschnitte. Manchmal Leberabszesse, die zur Abmagerung führen. Die Krankheit ist in allen Weidegebieten Österreichs beinahe als Seuche anzusehen und sollte großflächig bekämpft werden, da nach der Schlachtung ein großer Teil der Rinderleber beanstandet werden muß. Durch die Krankheit, die bei uns chronisch verläuft, kommt es zu Leistungseinbußen.

Vorbeuge und Sanierung

Die Sanierung der Weiden, so daß der Zwischenwirt des Leberegels, eine Zwergschlammschnecke, keine Lebensbedingungen mehr findet, wäre die biologische Bekämpfung, ist aber in den Alpenländern kaum möglich. Daher gibt es nur eine wirksame Bekämpfung, und das ist die Behandlung sämtlicher Rinder eines Weidegebietes mit einem Medikament, das die Leberegel und ihre Larven im Tierkörper abtötet, damit nach einigen Jahren die Weiden frei von infizierten Schnecken werden.

1.37 Leukose siehe C.18

1.38 Lungenentzündung

siehe auch Rindergrippe, E. 1.47
Selbständige Lungenentzündungen auf Grund von Verkühlungen kommen beim Rind selten vor. Solche Tiere zeigen neben hohem Fieber Schweratmigkeit mit einer Erhöhung der Atemfrequenz. Husten tritt im Lösungsstadium auf.

1.39 Lungenwurmkrankheit

Ursache

Es gibt zwei Arten eines 1 bis 3 cm langen, fadenförmigen, weißen Wurmes, der die Luftröhre und die Bronchien besiedelt. Die Larven werden beim Husten und mit dem Kot massenhaft ausgeschieden und beim Weiden wieder aufgenommen. Dadurch kommt es nach Weideaustrieb zu einer starken Parasitenvermehrung.

Behandlung

Es gibt verschiedene, sehr wirkungsvolle Verfahren, die der Tierarzt einleiten soll.

Vorbeuge

Verseuchte Weiden sollten einige Jahre nur zur Heugewinnung genutzt werden. Es gibt außerdem eine Schutzimpfung für Kälber vor dem Weideaustrieb und verschiedene Verfahren mit wirksamen Medikamenten. Prinzipiell sollen Jungtiere nie nach oder gemeinsam mit Alttieren geweidet werden.

1.40 Maul- und Klauenseuche siehe C.1

1.41 Milzbrand siehe C.2

1.42 Nieren- und Nierenbeckenentzündung

siehe auch E. 1.8

Ursache

Infektion der Harnwege meist nach Schwergeburt mit dem Corynebakterium renale.

Erscheinungen

Koliken, die immer wiederkehren, Abgang von trübem, mit Flocken vermengtem, blutigem Harn. Die bakteriologische Harnuntersuchung bringt den Nachweis. Die Krankheit ist meist unheilbar bzw. eine Behandlung unwirtschaftlich.

1.43 Panaritium (siehe Klauenkrankheiten, E. 1.32)

1.44 Pararauschbrand (siehe C.3)

1.45 Räude – Krätze

Ursache

Räudemilben, die mit der Lupe oder dem Mikroskop in Hautgeschabseln sichtbar werden. Sie sind beim Deckakt oder mit dem Putzzeug leicht übertragbar.

Erscheinungen

Juckreiz, besonders am Schwanzansatz (siehe Foto) sowie Rötungen, Pusteln und Porken.

Behandlung

Wiederholte Waschungen mit wirksamen Medikamenten (Verschreibungspflicht).

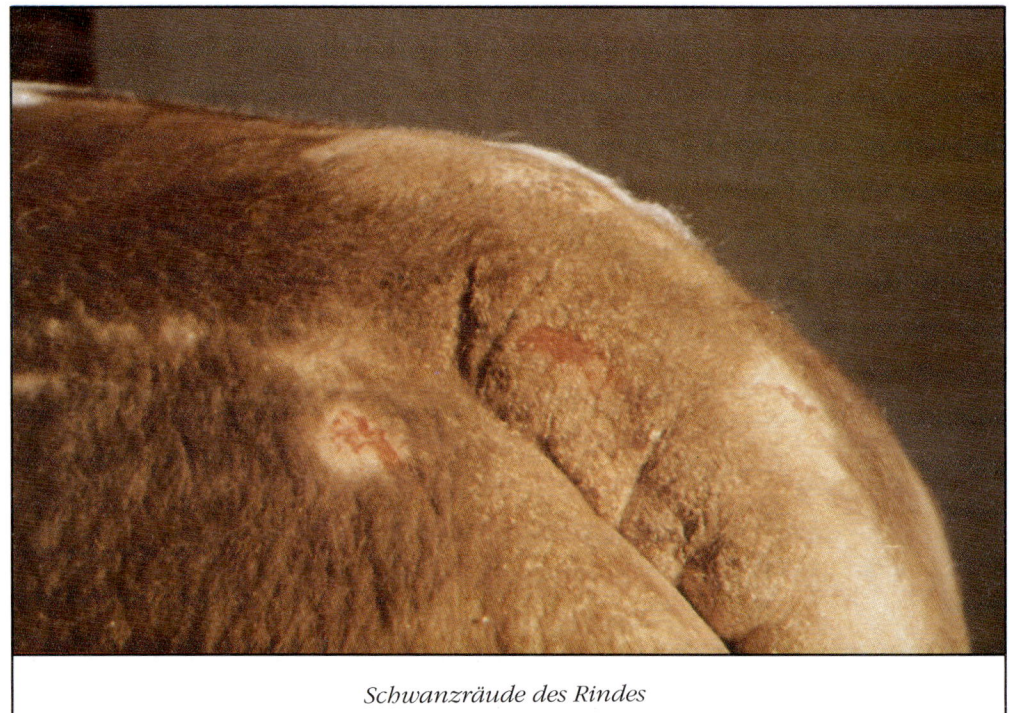

Schwanzräude des Rindes

1.46 Rauschbrand, siehe C.3

1.47 Rindergrippe

Ursache

Verschiedenste Viren, die erst nach dem Zusammentreffen mehrerer schädigender Einflüsse die Krankheit auslösen. Sie verursacht vor allem in Jungrinder-

Die wichtigsten Krankheiten des Rindes

und Mastbeständen im Winter sowie in Handelsstallungen Probleme und wirtschaftliche Schäden. Die Viren werden meist erst krankmachend, wenn die Stalluft ammoniakhältig ist oder ein Vitamin-A-Mangel vorliegt. An die zumeist hochakuten, aber gutartig verlaufenden Viruskrankheiten schließen sich bakterielle Erkrankungen an, die schwere und langwierige Krankheiten des Atmungstraktes auslösen.

Es sollen hier einige dieser zum Rindergrippekomplex gehörenden Krankheiten genannt werden:

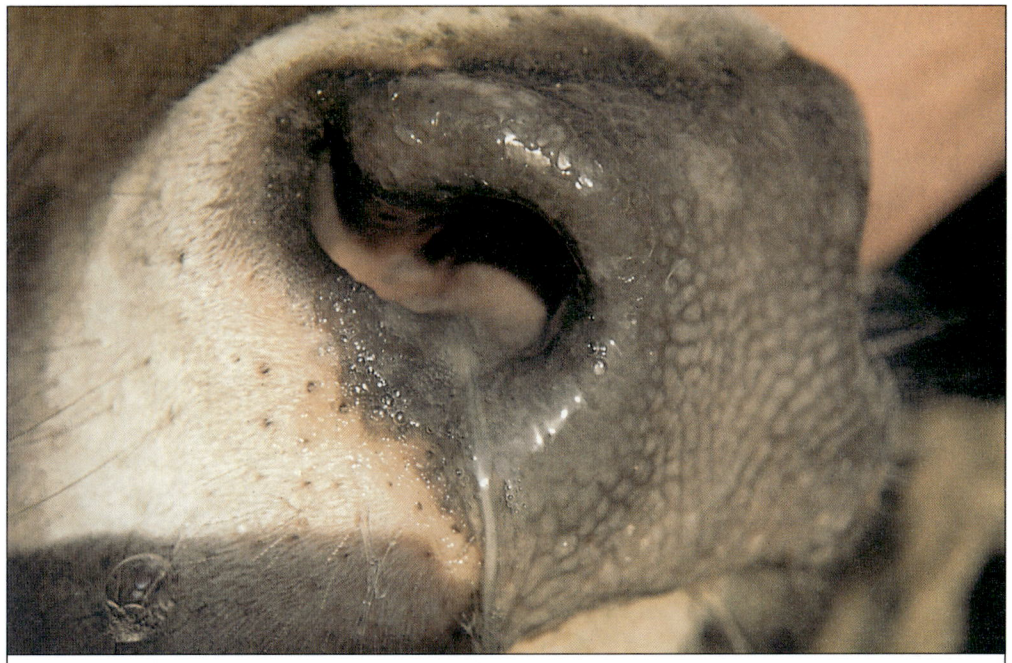

Rindergrippe, Kalb mit Rötung der Nasenschleimhaut und Nasenausfluß

a) Parainfluenza
Übertragung auf dem Luftweg, keine Immunität, gelegentlich schleimiger Nasenausfluß und Durchfall. Wegbereiter für Bakterieninfektionen, die Bronchitis und Lungenentzündungen hervorrufen (auch beim Menschen).

b) Adeno-Virusinfektion
Übertragung meist durch Kotpartikel. Führt zu Erkrankungen der Atemwege

und des Darmes (Durchfall). Nach Durchseuchung jahrelanger Schutz (Immunität) gegenüber demselben Virustyp (auch beim Menschen). (Abb., S. 77)

c) Reo-Virusinfektion (auch beim Menschen)

Kommt auf Schleimhäuten der Atemwege und des Darmes vor und ist Wegbereiter für bakterielle Erkrankungen von Lunge und Darm junger Tiere.

d) Virusdiarrhoe (Mucosal Disease; Virusdurchfall)

Das Virus ist in Rinderbeständen weit verbreitet und verursacht in bestimmten Jungrinderbeständen ab der 6. Lebenswoche Nasenausfluß, Husten und unstillbaren Durchfall. Es kommt auch zu Schluckbeschwerden wegen Entzündungen der Maulschleimhaut.

e) IBR/IPV-Virusinfektion (Abb., S. 78)

Führt zur Nasenluftröhrenentzündung (IBR) und auch zum Bläschenausschlag (IPV) mit Sterilitätsproblemen (siehe C.16)

Vorbeuge

Derzeit werden Impfstoffe gegen die verschiedenen Viren erprobt. Wichtig ist die Kontrolle des Stallklimas und die Vitamin A-Zufuhr. Quarantäne für zugekaufte Tiere.

Bei Auftreten der bakteriellen Erkrankung ist die tierärztliche Behandlung angezeigt. Die IBR-Erkrankung bzw. Infektion der Rinderbestände wurde in Österreich durch ein Ausmerzverfahren erfolgreich bekämpft.

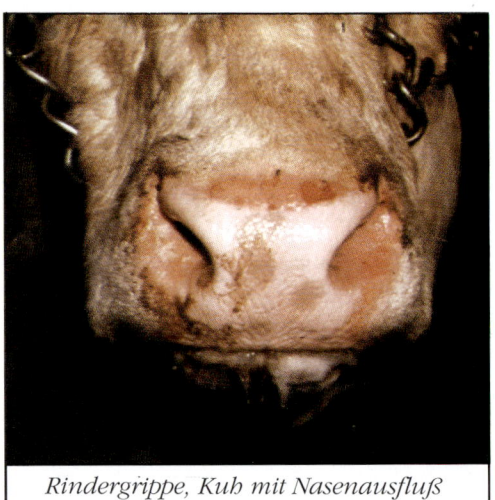

Rindergrippe, Kuh mit Nasenausfluß und Hauteffekten am Flotzmaul

1.48 Rinderpest

Kommt in Europa nicht vor (siehe B.1)

1.49 Scheidenvorfall

Ursache

Konstitutionsschwäche, die hormonal bedingt ist.

Erscheinungen

Das obere und seitliche Scheidengewölbe stülpt sich nach außen und führt bei vollständigem Vorfall zu Harnabsatzbeschwerden. Durch Verletzungen und Beschmutzung kommt es zu Entzündungen der Schleimhaut. Das Leiden tritt besonders im letzten Trächtigkeitsstadium auf.

Behandlung

Durch den Tierarzt und das Hintenhochlagern des Rindes.

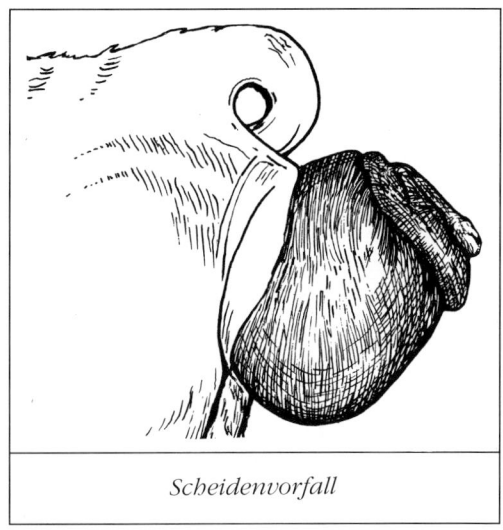

Scheidenvorfall

1.50 Schlundverstopfung

Ursache

Fremdkörper, wie Rübenköpfe oder Äpfel, können im Schlund stecken bleiben.

Erscheinungen

Starkes Speicheln, Blähung des Pansens.

Behandlung

Eventuell Pansenstich und Entfernung des Fremdkörpers durch den Tierarzt.

Vorsicht

Wegen Gefahr einer Schlundverletzung nicht den Fremdkörper mit Plastikschlauch oder Peitschenstiel hinunterschieben!

1.51 Spulwurmbefall

Ursache

Ist ein ca. 25 cm langer Rundwurm im Dünndarm, dessen Entwicklung ohne Zwischenwirte vor sich geht. Larven werden auch mit der Milch ausgeschieden und können zu Erkrankungen beim Menschen führen. Bei Kälbern kommt es zwischen 3. und 10. Lebenswoche zu Koliken und eventuell Darmverschluß (siehe Foto). Eine Behandlung der Kälber erfolgt durch Wurmkuren.

1.52 Starrkrampf (Tetanus)

Ursache

Wundinfektion mit dem Tetanuserreger eventuell auch nach der Geburt.

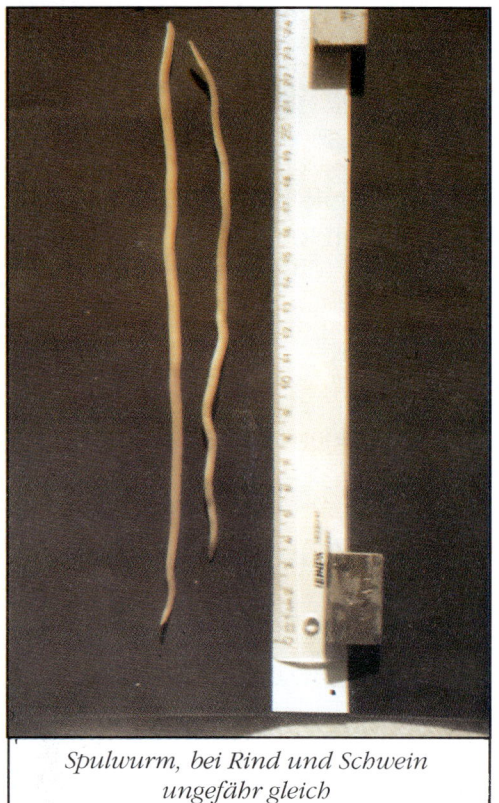

Spulwurm, bei Rind und Schwein ungefähr gleich

Erscheinungen

Dauerkrampf der Muskulatur, steifer Gang, Sägebockstellung, Steifheit der Ohren und des Schwanzes, Vorfall des dritten Augenlides.

1.53 Sterilität

Ursache

Ausbleiben der Brunst, Dauerbrunst (Eierstockzysten E.1.14) und Erkrankungen der Gebärmutter (E.1.22) führen dazu, daß eine Kuh nicht wieder oder verspätet trächtig wird. Diese Erkrankungen führen zu den größten Schäden in der Rinderhaltung durch verlängerte Zwischenkalbzeiten oder Abschaffung von wertvollen Zuchttieren. Eine besondere Betreuung durch den Haustierarzt oder Rindergesundheitsdienst kann das Problem lindern helfen.
Einen großen Einfluß auf die Sterilität haben die Fütterung und der Verlauf der

ersten 60 Tage nach der Geburt. In dieser Zeit sollte zweimal eine Brunst auftreten, die genau zu beobachten ist.

1.54 Tollwut siehe C.9

1.55 Trichomonaden, siehe C.16

1.56 Trichostrongilidose

Es kommt fast immer zu Mischinfektionen mit verschiedenen Arten dieses Parasiten. Die Krankheit verläuft infolge der Ausbildung einer teilweisen Immunität häufig chronisch. Die Schadwirkung besteht daher nicht so sehr in Tierverlusten als vornehmlich in einer wirtschaftlich recht bedeutungsvollen Minderung des Wachstums und Fleischansatzes. Größte Schäden durch unstillbare Durchfälle treten besonders bei Jungrindern in der ersten Weideperiode auf. Eine sehr wirkungsvolle Behandlung ist möglich und wird auf die Art der Weidewirtschaft abzustimmen sein. Eine Vorbeuge kann dadurch erfolgen, daß Jungrinder verschiedenen Alters nicht gemeinsam geweidet werden.

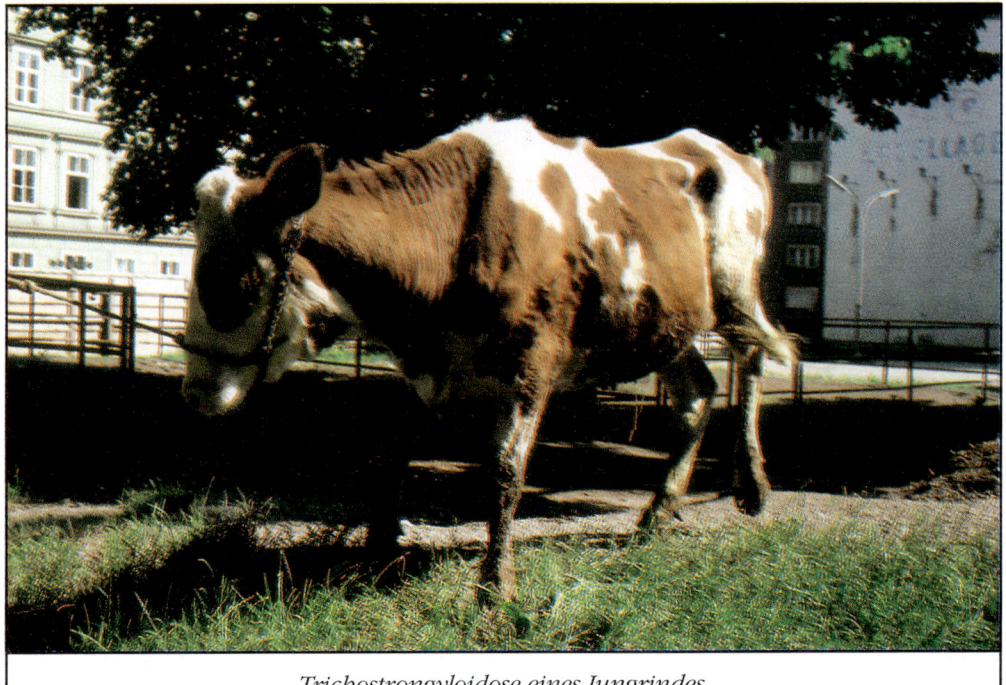

Trichostrongyloidose eines Jungrindes

1.57 Tuberkulose siehe C.13

1.58 Tympanie siehe Aufblähen E.1.4

1.59 Verstopfung

Ursache meist als Folge einer anderen Erkankung: Fremdkörper, Pansenerkrankungen, hoch fieberhaften Erkrankungen.

1.60 Zitzenverengung

Ursache

Angeboren oder erworben durch Tritt auf die Zitzenspitze oder Riß der Wandauskleidung der Zisterne durch unsachgemäßes Melken.

Erscheinungen

Bei Verengung des Strichkanals kann die Milch nur mit großer Gewalt ermolken werden; die Melkmaschine kann nur einen Teil der Milch entziehen.
Bei Riß der Wandauskleidung in der Zisterne kommt es zu Knotenbildung; die Milch fließt in den unteren Teil der Zitze nur langsam durch, dies führt zu großen Melkschwierigkeiten und in deren Folge zu Entzündungen der Zitze. Behandlung durch den Tierarzt.

2. Die wichtigsten Krankheiten des Schweines

Bei den heute üblichen Produktionssystemen für Schweine gibt es eine Reihe von krankheitsfördernden bzw. krankheitshemmenden Faktoren. Eine zweckmäßige Aufstallung in kleinen Gruppen, die dem jeweiligen Klimabedarf entspricht, sowie die Rein-Raus-Methode, werden die Ausbreitung so mancher latent verlaufenden Erkrankung verhindern. Dagegen wird zum Beispiel ein einziger, fortlaufend benutzter Abferkelstall die Ausfälle der Ferkelproduktion durch Ausbildung eines Hospitalismus stark vermehren. Besonders in der Schweinehaltung ist die laufende Reinigung und Desinfektion unumgänglich. In Großbetrieben sollte die Bestandsergänzung nur aus dem eigenen Betrieb erfolgen und zur Zucht die künstliche Besamung verwendet werden.

2.1 Abortus, infektiöser

Ursache

Es kommen verschiedene Erreger, wie die Brucella suis, Leptospiren und seit neuestem auch ein Virus (seuchenhafter Spätabort) in Frage.

Erscheinungen

Bei Neuinfektionen kommt es bei 10 bis 20% der Schweine zu einem Abortus. Später sinkt die Abortusrate durch Selbstimmunisierung auf 3 bis 5%. Bei Brucella-suis-Infektionen kommt es häufig bei Ebern zu Hodenentzündungen und zu Gelenks- und Sehnenscheidenerkrankungen.
Die Einschleppung erfolgt durch Zukauf latent infizierter Tiere und über kontaminiertes Futter.
Der Nachweis gelingt durch Untersuchung des Blutserums auf Antikörper.

Vorbeuge

Es sollten nur Tiere aus nichtinfizierten Betrieben zugekauft werden. Der ganze Trank ist vor der Verfütterung zu kochen. Der „seuchenhafte Spätabort" ist derzeit in Norddeutschland und Holland festgestellt worden.

2.2 Anämie der Saugferkel

Ursache

Die Anämie der Ferkel entseht durch einen natürlich zu geringen Eisengehalt der Saumilch. Da die Eisenreserven des Ferkels schon in den ersten Tagen erschöpft sind, kommt es zur Anämie. Auch andere Ursachen, wie Kumarinvergiftung (Rattengift) oder Parasiten können zur Anämie führen.

Erscheinungen

Die Ferkel sind auffallend blaß und haben eine weiße durchsichtige Lidbindehaut. Die Anämie führt zu einer Infektionsanfälligkeit.

Vorbeuge

Injektionen einer Eisendextranverbindung in den ersten Lebenstagen verhindert das Auftreten.

2.3 Aujeszky'sche Krankheit

siehe Tierseuchen: C.20

2.4 Bananenkrankheit – PSE-Syndrom

Ursache

Ist eine erblich bedingte, unter Belastungen auftretende Störung des Muskelstoffwechsels.

Erscheinungen

Durch die Belastungen während und vor der Schlachtung kommt es zu einer Änderung der Muskelbeschaffenheit (naß, weich und wäßrig = PSE) bei sonst gesunden Schweinen. Schweine ab einem Gewicht von 70 kg erkranken nach körperlicher Belastung an einer akuten Rückenmuskelnekrose (Bananenkrankheit), die zu einer deutlichen Krümmung des Rückens führt. Vermehrte Streßanfälligkeit führt bei Manipulationen mit den Schweinen zu plötzlichen Todesfällen.

2.5 Bruchferkel

Ursache

Abnorm weite Leistenringe, vor allem bei männlichen Ferkeln (vererblich!).

Erscheinungen

In der Leistengegend längliche, wegzudrückende Anschwellung.

Behandlung

Vorsicht: keine Laienkastration! Operation durch Tierarzt!

2.6 Darmerkrankungen

Kommen besonders bei der Ferkelaufzucht und bei Mastschweinen vor.

Ursache

Sind Colibakterien besonders bei Saugferkeln, TGE (transmissible Gastroenteritis)- und EVD (enzootische Virusdarrhoe)-Viren bei Schweinen jeden Alters und anaerobe Spirochaeten bei der Dysenterie der Läufer und Mastschweine.

Erscheinungen

Explosionsartige Ausbreitung von Brechdurchfällen je nach Erreger in verschiedenen Altersgruppen des Betriebes, die rasch zum Tod führen können. Bei der TGE tritt grüngelber Durchfall auf, der bei Ferkeln fast immer zum Tod führt, während größere Schweine selbst ausheilen. Diese Krankheit tritt besonders in der kalten Jahreszeit auf.
Durchfälle mit EVD-Virus treten während des ganzen Jahres auf, sind übelriechend und graugelb bis graugrün und treten besonders bei Mastschweinen auf. Die Todesrate liegt bei 10% der Tiere. Dysenterie-Durchfälle treten ohne Erbrechen auf, sind blutig, kakaofarben und enthalten Schleimhautteile. Die Todesrate ist hoch, eine Behandlung aber möglich.

Vorbeuge

Durchfälle der Saugferkel sind häufig auf Fehler in der Sauenfütterung vor und nach der Geburt und auf Fehler in der Ferkelfütterung zurückzuführen (siehe auch Ödemkrankheit). Hygiene und Abstellen von Fehlern in der Futterzusammensetzung und im Fütterungsverfahren können einen Großteil der Darmerkrankungen verhindern bzw. deren Verlauf mildern. Die TGE- sowie die EVD-Infektionen werden meist über Zukäufe eingeschleppt, wobei Märkte und nichtdesinfizierte Transportfahrzeuge eine große Rolle spielen.

2.7 Enterovirusinfektion – SMEDI-Syndrom

Ursache und Erscheinung

Ein Enterovirus, das bei jungen Tieren die Teschener Krankheit und die Talfan

Disease auslösen kann. Diese Krankheiten spielen aber in Mitteleuropa keine Rolle mehr, da alle Schweinebestände still durchseuchen.
Bei geschlechtsreifen Tieren kommt es zum SMEDI-Syndrom (Totgeburten, Mumifikation, Embryonaltod, Unfruchtbarkeit).

Bekämpfung

Aufbau einer stalleigenen Immunität dadurch, daß Jungsauen vor dem Belegen mit Altsauen des gleichen Bestandes in Kontakt gebracht werden. Womöglich sollten keine Zukäufe erfolgen.

2.8 Ferkelgrippe – Enzootische Pneumonie

Ursache

Die Erreger sind Mykoplasmen, die in fast allen Schweinebeständen weltweit verbreitet sind. Das Stallklima spielt als Faktor, der die Schwere der Erkrankung beeinflußt, eine große Rolle.

Erscheinungen

Schweine jeden Alters erkranken an leichter Lungenentzündung und Husten. Der Verlauf der Krankheit wird durch die Umweltfaktoren und die dazukommenden bakteriellen Erkrankungen bestimmt. Es erkranken vor allem die vorderen und unteren Lungenlappen. Wirtschaftlicher Schaden durch Verminderung der Mastleistung und durch Beanstandung der Lungen bei der Fleischbeschau.

Behandlung

Tierhalter werden zur Antibiotikabeifütterung verleitet, um die wirtschaftlichen Schäden klein zu halten; dies ist aber aus lebensmittelhygienischer Sicht nicht unbedenklich.

Vorbeuge

Verbesserung des Stallklimas und der Stallhygiene.

2.10 Ferkelruß

Ursache

Darmparasiten oder Haltungsfehler begünstigen Eindringen von Bakterien in die Haut.

Die wichtigsten Krankheiten des Schweines

Erscheinungen

Bei jungen Ferkeln bilden sich zuerst am Nasenrücken, später am Kopf und dann am ganzen Körper Knötchen bzw. Pusteln aus, die zu dunklen Krusten eintrocknen (siehe Foto).

Behandlung und Vorbeuge

Diese ist sehr schwierig und besteht im wesentlichen in einer Desinfektion der Abferkel- und Ferkelbuchten und in der Verhinderung des Auftretens von Bißverletzungen. Diese treten vor allem bei nichtausreichender Milchleistung der Muttersau auf.

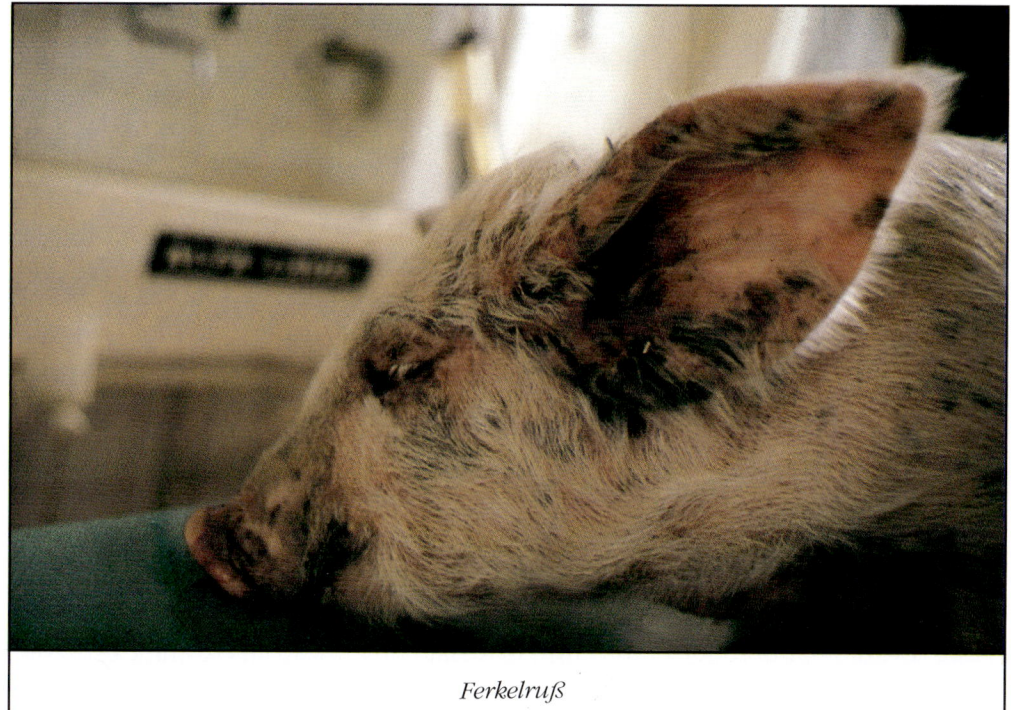

Ferkelruß

2.11 Ferkeldiphteroid

Ursache

Nekrosebakterien, die nach Verletzungen (Abnabeln, Abzwicken der Zähne) bei schlechter Hygiene in den Körper kommen.

Erscheinungen

An Lippen, Zunge und Backenschleimhaut rötliche, breite, schmerzhafte Schwellungen, die mit Fieber und Freßunlust einhergehen und zum Absterben ganzer Hautbezirke am Kopf und Hals führen.
Meist tödlicher Verlauf, wenn es zu Husten und Durchfall kommt.

Vorbeuge

Verbesserung der Hygiene; Desinfektion.

2.12 Geburt

Die Geburt bei der Sau verursacht in der Regel keine Schwierigkeiten, wie sie vom Rind her bekannt sind. Aufgedunsene, abgestorbene Früchte oder quer vor dem Becken liegende Früchte oder ein Wehenmangel, nur als einige Beispiele genannt, können die Berufung eines Tierarztes erfordern.
Wichtig bei der Schweinegeburt ist jedenfalls, daß im Stall vollkommene Ruhe herrscht. Eine Schweinegeburt darf nicht länger als **vier Stunden** dauern.
Für die Ferkel muß ein kleiner, zugfreier Raum vorhanden sein, in dem eine Temperatur von 32° C erreicht wird.

Geburtsneurose der Muttersauen

Ursache

Ist weitgehend unbekannt, kann in einer Störung im Mineralstoffhaushalt bzw. Mineralstoffgleichgewicht liegen.

Erscheinungen

Krampfanfälle mit hellem Schreien und Umfallen. Blauverfärbung der Schleimhäute, eventuell auch der Ohren und des Bauches. Im Koma kommt es häufig zu Tod.

Behandlung

sehr schwierig.

Vorbeuge

Ausreichende Mineralstoff- und vor allem Vit.-D3-Versorgung während der Trächtigkeit.

2.13 Herztod

Ursache

Bei intensiver einseitiger Fütterung kommt es vermehrt zu Stoffwechselgiften, die den Herzmuskel schädigen.

Erscheinungen

Plötzliche Todesfälle.

Feststellung

Durch Sektion.

2.14 Kannibalismus – Ferkelfressen

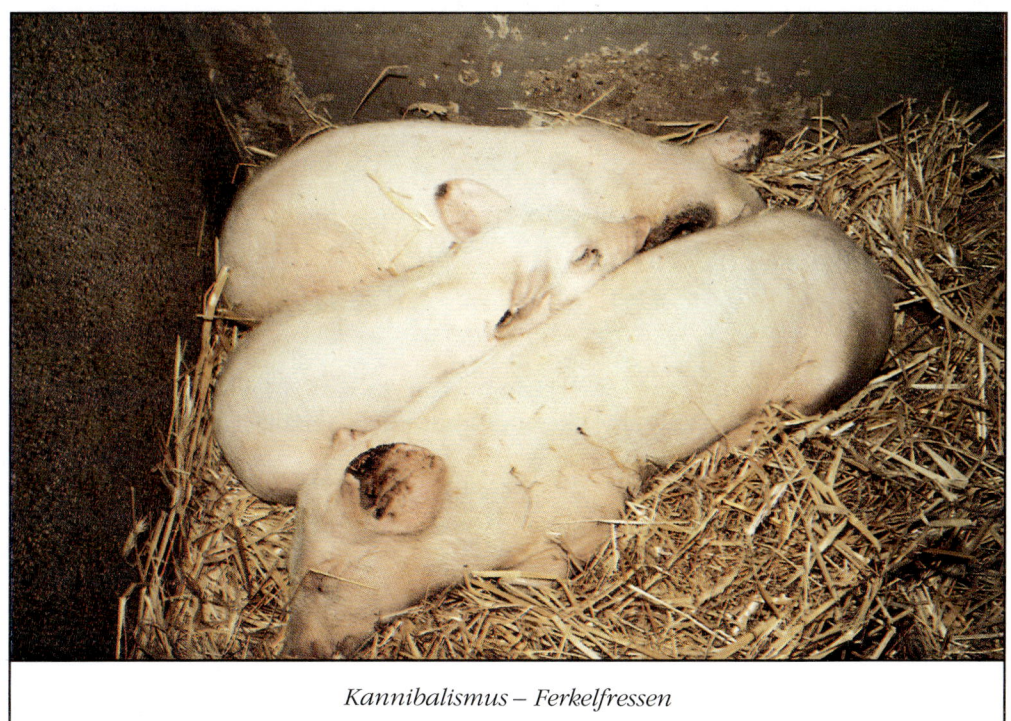

Kannibalismus – Ferkelfressen

Ursache

Eine zu dichte Aufstallung, Schweine verschiedener Größe in einer Bucht, Fehler im Stallklima oder der Ernährung und starker Läuse- oder Räudebefall können zum Annagen der Schwänze führen. Das Ferkelfressen ist eher eine Psychose des Mutterschweines.

Vorbeuge

Kupieren der Schwänze bis zum 4. Lebenstag. Das Ferkelfressen kann durch viel Ruhe im Umgang mit Muttertier und Ferkeln sowie durch mechanische Stalleinrichtungen abgewendet werden.

2.15 Magen-Darm-Katarrh

Ursache

Futterschädlichkeit, aber auch Schweinepest, siehe C.10

Erscheinungen

Gähnen, Erbrechen, Kolik, intensiver, übelriechender Durchfall, eventuell Fieber. Die Behandlung muß schnell einsetzen, oder man zieht die Schlachtung dieses Tieres vor.

2.16 Magenwurmkrankheit

Ursache

Ein rötlicher Fadenwurm mit einer Länge von 4 bis 9 mm befällt besonders ältere Ferkel und Läuferschweine, kommt aber auch bei älteren Schweinen vor.

Erscheinungen

Appetitstörungen, Mattigkeit, Durchfall, Abmagerung und Kümmern.

Feststellung

Durch eine Kotuntersuchung.

Behandlung

Es gibt sehr wirksame Medikamente zur Einmal- oder Langzeitentwurmung.

Die wichtigsten Krankheiten des Schweines

2.17 Milchmangel, Milchfieber, Mastitis
(Puerperale Intoxikation)

Ursache

a) Zusammenbruch des Abwehrsystems der Muttersau durch falsche Fütterung vor der Geburt und durch den Streß der Geburt; dadurch kommt es zur Infektion des Tieres vom Darm aus.

b) Entzündung der Gebärmutter durch abgestorbene Früchte oder Nachgeburtsreste.

Als Krankheitserreger kommen vor allem aus dem Darm stammende Colibakterien, aber auch verschiedene Kokken in Frage.

Erscheinungen

Treten meist 24 bis 72 Stunden nach der Geburt auf. Freßunlust, Mattigkeit, Verstopfung, hohes Fieber (40,5° bis 42° C), oberflächliche Atmung, stark gerötete

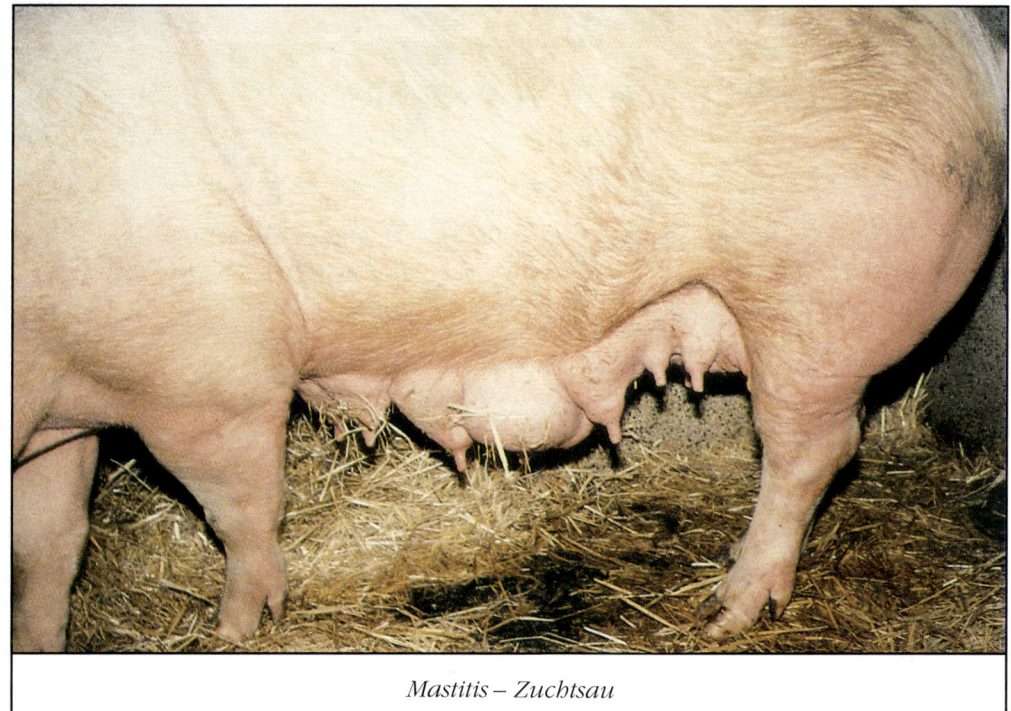

Mastitis – Zuchtsau

Lidbindehäute, kein Anlocken der Ferkel, das Euter ist an einem oder an mehreren Abschnitten angeschwollen und schmerzhaft.

Behandlung

Muß sehr rasch erfolgen, vor allem, um das Leben der Ferkel nicht zu gefährden; eventuell Muttermilchersatz.

Vorbeuge

Kein Futterwechsel in den drei Wochen vor der Geburt, Futtermenge in der letzten Trächtigkeitswoche auf die Hälfte reduzieren und Glaubersalz ins Trinkwasser geben. Nach der Geburt soll täglich zweimal die Körpertemperatur gemessen werden und bei einem Anstieg über 39,5° C der Tierarzt verständigt werden.

2.18 Maul- und Klauenseuche

Siehe C.1

2.19 Ödemkrankheit (Enterotoxämie)

Ursache

Durch Futterumstellung, Bestandwechsel und sonstige Belastungen kommt es bei Schweinen meist im Alter zwischen 7 bis 14 Wochen zur Giftwirkung von normalerweise im Darm befindlichen Colibakterien.

Erscheinungen

Anschwellungen an Nasenrücken, Augenlidern, Kehlgang oder am ganzen Kopf mit Krämpfen, Lähmungen und Durchfall. Der Tod tritt meist innerhalb weniger Stunden oder Tage ein (siehe Foto, S. 93).

Behandlung

Tierarzt.
Zusätzlich ist für alle gleichaltrigen Ferkel eine Diät wichtig: zwei Tage hungern lassen, reichlich gutes Trinkwasser anbieten, ab dem 3. Tag Hafer- oder Leinsamenschleim mit Kraftfutter, das mindestens 10% tierisches Eiweiß enthält, geben.

Die wichtigsten Krankheiten des Schweines

Vorbeugung

Alle Futterumstellungen sollen sehr langsam vorgenommen werden. Vom Vorbesitzer Fütterung erfragen. Für die Umstellperiode Medizinalfutter verabreichen.

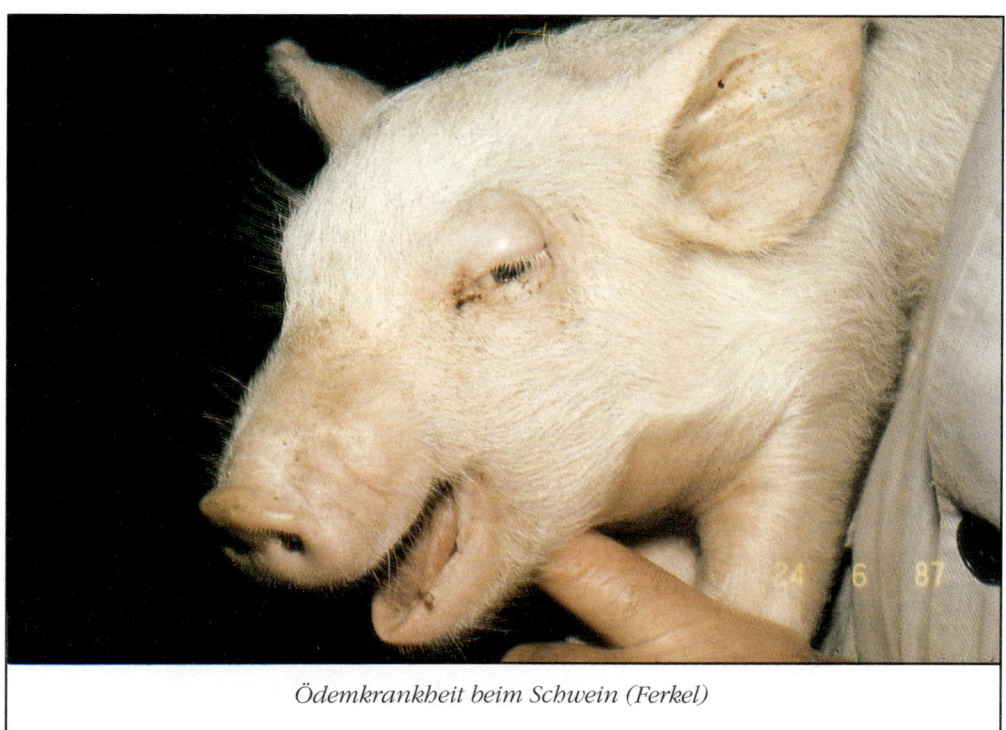

Ödemkrankheit beim Schwein (Ferkel)

2.20 Räude und Ungezieferbefall

Ursache

Eine Grabmilbe, die in den meisten Schweinebeständen ab der 4. Lebenswoche vorkommt. Der Nachweis erfolgt im Hautgeschabsel aus dem Ohr unter dem Mikroskop.

Erscheinungen

Die Räude beginnt am Kopf und an der Innenseite der Ohren und weitet sich

Die wichtigsten Krankheiten des Schweines

auf Hals, Bauch, Schenkelinnenseiten und Beugeflächen der Gelenke aus. Zuerst stellt man kleine Knötchen und Bläschen fest, die dann zu Borken- und Faltenbildung führen. Immer ist Juckreiz vorhanden (siehe Foto).

Behandlung

Dreimalige Waschbehandlung im Abstand von 10 Tagen mit Räudemitteln. Ebenso sind Stall und Geräte zu behandeln. Die Räudemittel töten auch Läuse sicher ab.

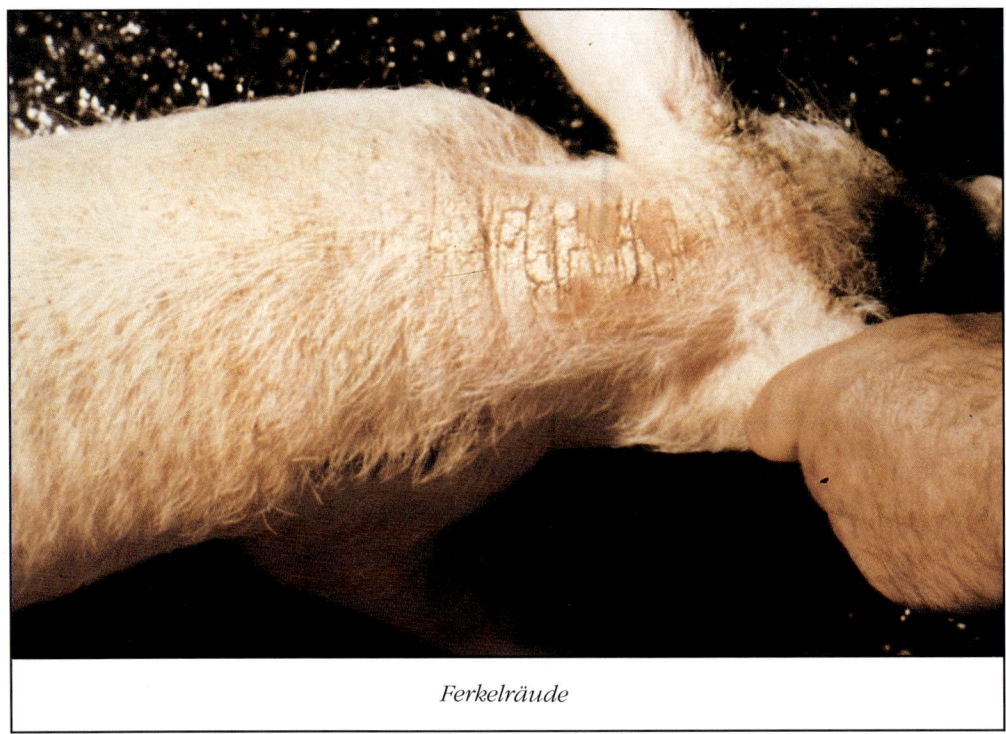

Ferkelräude

2.21 Salmonellose

Ursache

Zwei für das Schwein typische Salmonella-Erreger kommen häufig durch Zukäufe von Schweinen in den Betrieb und breiten sich bei unhygienischen Stallverhältnissen rasch aus.

Erscheinungen

Am häufigsten kommt es bei 10 bis 16 Wochen alten Tieren zu Durchfall, der gelbgrau und stinkend ist und oft Schleimhautfetzen enthält. Dazu kommt eine Allgemeinerkrankung mit Fieber bis 42° C, Schwäche, Appetitlosigkeit und eine starke blaurote Verfärbung der Haut.

Behandlung

Ist nicht sinnvoll. Eher sollte durch Ausmerzen der kranken Tiere und durch Desinfektion eine Salmonellenfreiheit erreicht werden. Bei Salmonellenfeststellung sind alle Schlachtschweine aus einem solchen Betrieb einer bakteriologischen Fleischuntersuchung zu unterziehen.

2.22 Schnüffelkrankheit (Rhinitis atrophicans)

Ursache

Die Krankheit wird durch Infektion verursacht und durch erbliche Faktoren begünstigt. Die Infektion erfolgt durch Einatmung infizierter Luft und findet meist im frühen Ferkelalter statt.

Erscheinungen

Nasenausfluß mit Niesen, bräunliche Sekretkrusten am inneren Augenwinkel; später kommt es zu chronisch-eitrigen Katarrhen in der Nase und dadurch zu den typischen Veränderungen der Nasenmuscheln und zu schnüffelnden Atmungsgeräuschen; Nasenbluten.

Behandlung

Verspricht derzeit keinen großen Erfolg, wird aber mit Fütterungsarzneimitteln und einer Behandlung der Ferkel am ersten Lebenstag versucht.

2.23 Schweinelähmung, ansteckende

siehe C.11

2.24 Schweinepest

siehe C.10

2.25 Schweinerotlauf

Ursache

Ein Bakterium, das in der Umgebung und im gesunden Schwein vorkommt und durch gewisse Umwelteinflüsse (Futterwechsel, Transport, Wetterumschlag usw.) krankmacht.

Erscheinungen

a) Akute Form
Freßunlust, Fieber bis zu 42° C, blasse Haut am 1. Tag, die dann blaurot wird, Bindehautentzündung, Verstopfung. Tod am 3. bis 4. Tag.

b) Backsteinblattern (Abb. S. 97)
Fieber um 41° C, Freßunlust, Verstopfung und ab 2. Krankheitstag Auftreten von eckigen, scharf umschriebenen, erhobenen ca. 3 bis 4 cm² großen Flecken, die allmählich blaurot werden. Der Tod tritt meist erst nach 1 bis 2 Wochen ein.

c) Chronische Form
Es kommt zu Entzündungen des Herzens und der Herzklappen, dadurch Blauverfärbung der Ohrspitzen und des Schwanzes, eventuell der Füße. Oder es kommt zu Entzündungen der Gelenke mit schmerzhaften Schwellungen. Eine Behandlung dieser Form ist unwirtschaftlich bis unmöglich.

Behandlung

der übrigen Formen soll rasch eingeleitet werden; trotzdem kommt es bei der akuten Form in über 50% der Fälle zum Tod.

Vorbeugung

Rotlaufschutzimpfung, die 6 bis 8 Monate anhält. Sauen sollten zweimal im Jahr, am günstigsten zwei bis drei Wochen nach dem Decken, geimpft werden.

Maßnahmen

Die Anzeigepflicht ist aufgehoben.

Die wichtigsten Krankheiten des Schweines

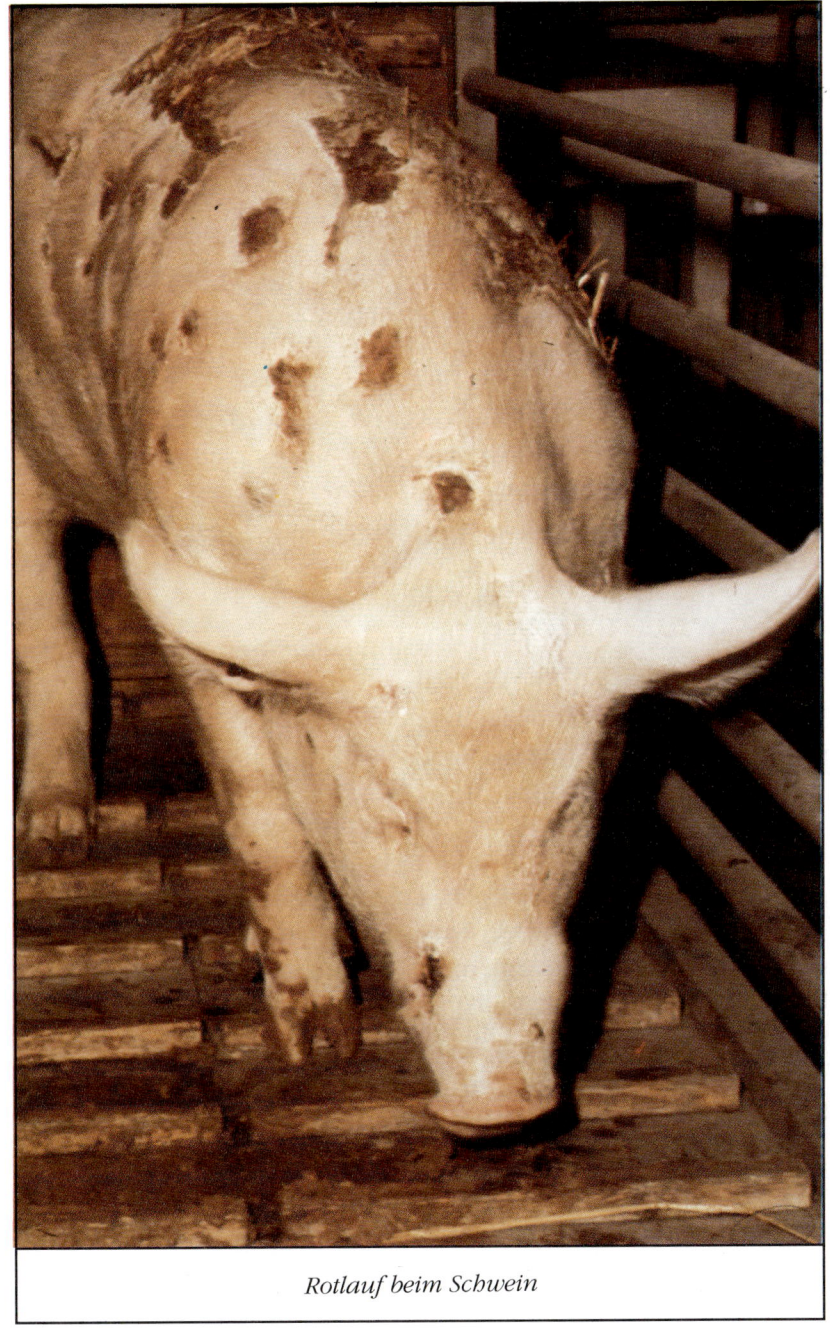

Rotlauf beim Schwein

2.26 Serosen- und Gelenksentzündung

Ursache

Streptokokken, die eine infektiöse Erkrankung von Schweinen bis zu einem Alter von drei Monaten hervorrufen. Diese wird durch Erkältung und einen feuchten Stall begünstigt.

Erscheinungen

Fieber, Entzündung der Gelenke an den Beinen, schmerzhafter Husten als Folge einer Brust- und Bauchfellentzündung.

Behandlung

Sollte frühest einsetzen.

2.27 Spulwurmkrankheit

Ursache

Ein 15 bis 30 cm langer Rundwurm, der insbesondere bei jungen Schweinen Erscheinungen hervorruft.

Erscheinungen

Bei starkem Befall kommt es zu Kolik, Erbrechen, Durchfall und wechselndem Appetit. Die Lungenwanderung der Larven löst manchmal eine Pneumonie aus. Bei schwachem Befall wird man mangelnde Freßlust, struppiges Haarkleid und schlechte Gewichtszunahme beobachten.
Es kommt zur Ausbildung einer Immunität und damit zu latenten Infektionsträgern im Bestand.

Feststellung

Durch die Kotuntersuchung.

Behandlung

Mit rezeptpflichtigen Wurmmitteln als Langzeitentwurmung oder zweimal im Abstand von vier Wochen.

2.28 Strongyloidesbefall

Ursache

Rundwurm mit einer Länge von 0,3 bis 0,7 cm, der mit dem Saugakt aufgenommen wird und ab dem 5. Lebenstag zu Erkrankungen führt.

Erscheinungen

Bindehautentzündungen, Rußekzem, pastös-gelblicher Durchfall und Abmagerung. Die Sterblichkeit ist hoch.

Nachweis

Kotuntersuchung.

Behandlung

Mit Entwurmungspasten.

Vorbeugung

Durch Sauber- und Trockenhalten des Stalles und Desinfektion der Abferkelbuchten.

2.29 Tuberkulose

Ursache

Infektionen mit Erregern der Rinder- oder Geflügeltuberkulose sind über das Futter (Trank) möglich.

Erscheinungen

Starke Lymphknoten(Drüsen-)Schwellungen im Bereich der Verdauungsorgane führen zu Appetitstörung, Verstopfung oder Durchfall und Abmagerung.

Vorbeugung

Einwandfreie Erhitzung des Schweinetrankes; kein Geflügel im Schweinestall.

2.30 Vesikuläre Virusseuche der Schweine
(Bläschenkrankheit)

Ist eine Tierseuche und wird wie die MKS bekämpft. Siehe C.1 und C.17

3. Die wichtigsten Erkrankungen der Schafe

3.1 Abortus, infektöser

Ursache

Chlamydien, Salmonellen, Coxiellen, Listerien und andere Keime, die zum Teil auch für den Menschen gefährlich sind, können mit dem Deckakt (Salmonellen) oder durch Belecken von Nachgeburten, Fruchtwasser oder Scheidenausfluß sowie durch Kot und Milch oder durch Zecken übertragen werden.

Erscheinungen

Verlammen in den verschiedensten Trächtigkeitsstadien, Totgeburten, Geburten lebensschwacher Tiere, Nachgeburtsverhaltungen und Sterilität. Es kommt zu lebenslanger Immunität und daher zum Austragen in der zweiten Ablammperiode; gefährdet sind Neuzugänge.

Feststellung

Untersuchung von abortierten Früchten und Blutuntersuchungen im Labor.

Bekämpfung

Infizierte Herden sind solange einer jährlichen Schutzimpfung vor der Hauptbockzeit zu unterziehen, bis die infizierten Mutterschafe, die trotz Impfung Infektionsträger bleiben können, durch Schlachtung aus der Herde ausgeschieden sind.

3.2 Aktinomykose

Ursache

Erreger, der bei einzelnen Tieren typische Krankheit hervorruft.

Erscheinungen

Zungenrückengeschwür, Brettzunge, Auftreibung am Kiefer führen zu Störungen bei der Futteraufnahme. Behandlung kann versucht werden.

3.3 Bradsot (Clostridienintoxikation)

Ursache

Kann einzeln oder seuchenhaft auftreten. Der Erreger braucht kleine Verletzungen im Verdauungstrakt oder Parasiten als Eintrittsstelle.

Erscheinungen

Meist sehr rascher Verlauf, der schon in Stunden zum Tod führt. Es kommt zu Gasbildung in der Unterhaut und schnell zur Fäulnis mit schaumig-blutigen Ausflüssen aus Nase, Mund, Scheide und After (siehe Foto).

Maßnahmen

Bei gehäuftem Auftreten Schutzimpfung vor dem Weideauftrieb im Frühjahr.

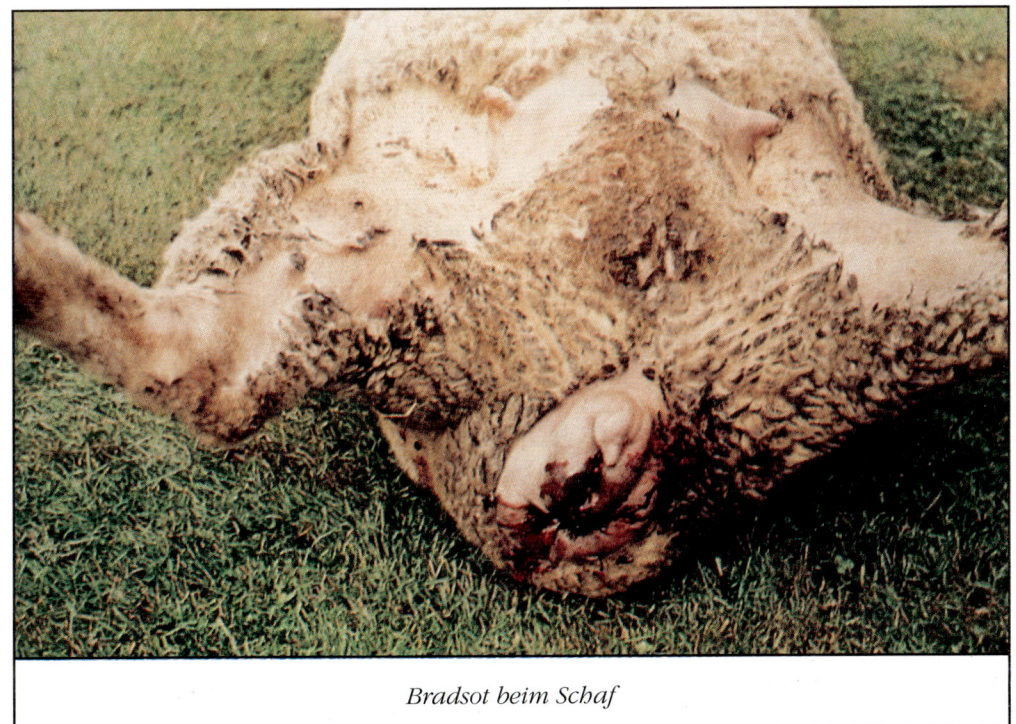

Bradsot beim Schaf

3.4 Drehkrankheit

Ursache

Finne des Hundebandwurmes (Taenia multiceps) entwickelt sich im Gehirn des Schafes. Ansteckung durch Kot von Schäferhunden mit Bandwurmbefall.

Erscheinungen

Blöder Blick, schiefe Augenstellung, Zwangsbewegungen, Abbiegen des Kopfes zur Seite, Drehbewegungen.
Die Schlachtung ist ratsam.

Vorbeuge

Regelmäßige Wurmkuren der Schäferhunde oder Kontakt von Hunden mit Schafen vermeiden.

3.5 Ekzem (Dermatophilose)

Ursache

Durch Verletzungen beim Scheren kommt es zum Eindringen eines Erregers in die Haut.

Erscheinungen

An stark bewollten Körperstellen kommt es zu Krustenbildung mit Verfilzung der Wolle und dann zum Abbrechen der Wollhaare. Juckreiz und kahle Stellen. Im Kopfbereich und an den Füßen kommt es zu übelriechenden, warzenähnlichen Wucherungen. Abmagerung.

Behandlung

Es kommt bei trockenem Wetter oft zu Selbstheilungen, sonst Injektion durch Tierarzt.

3.6 Euterentzündungen

Ursache

Können vermehrt auftreten als Folge von Überbelegung der Ställe, Verletzung der Zitzen durch Milchräuber, schimmelige Einstreu.

Erscheinungen

Akute Entzündung des Euters mit Erkrankungen des gesamten Tieres. Todesfälle sind nicht selten.

Behandlung

Muß in den ersten 24 Stunden einsetzen, sonst ist sie erfolglos.

Vorbeuge

Abstellen der Ursachen.

3.7 Lippengrind

Ursache

Virus ähnlich dem Pockenvirus, führt zu Entwicklungsstörungen der Lämmer und kann auf den Menschen übertragen werden.

Erscheinungen

An den Lippenrändern und Nasenöffnungen entstehen kleine Bläschen, die sich in braunrote Krusten verwandeln. Nachfolgende Komplikationen durch einwandernde Bakterien sind möglich (siehe Foto auf dieser Seite und Foto S. 104).

Vorbeuge

Quarantäne bei Zukäufen, eventuell Schutzimpfung.

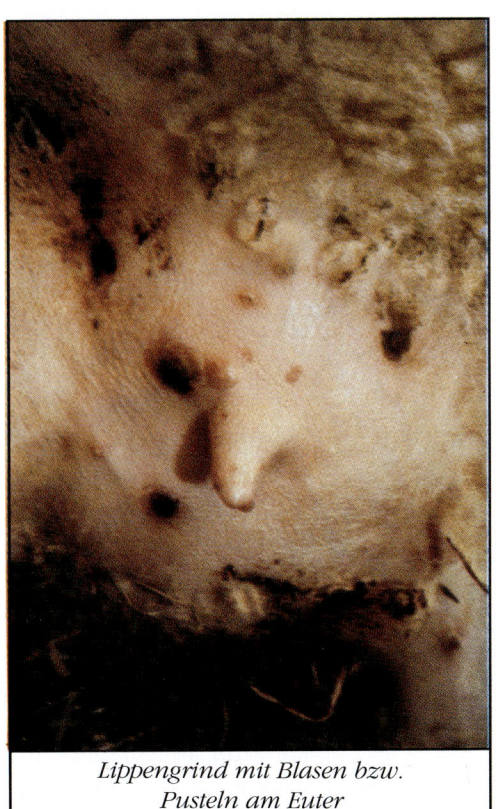

Lippengrind mit Blasen bzw. Pusteln am Euter

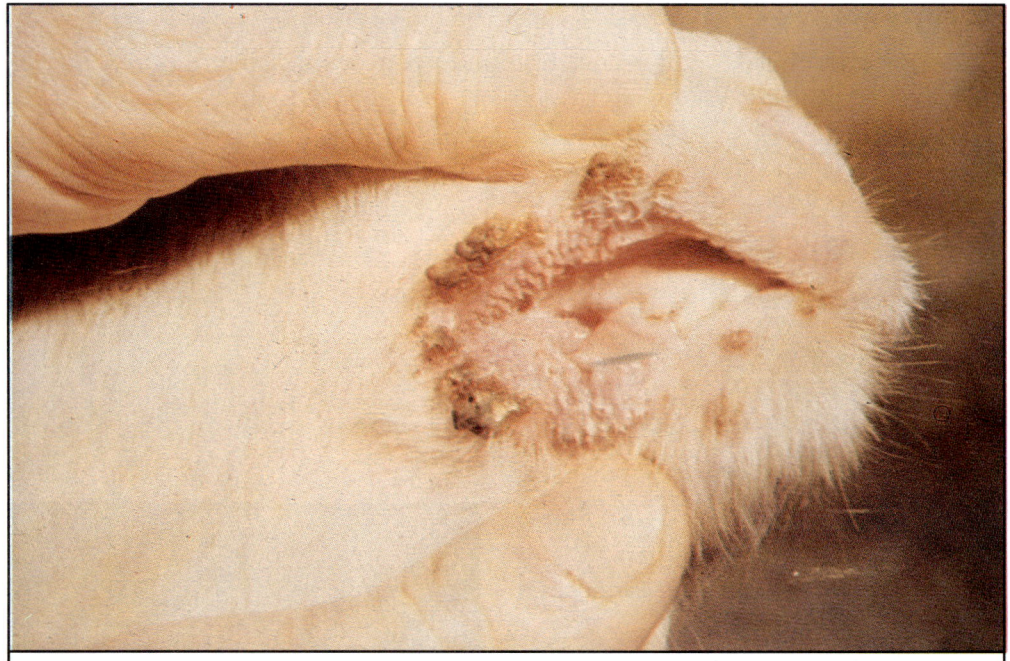

Lippengrind beim Schaf, Veränderungen in der Umgebung des Maules

3.8 Listeriose

Ursache

Schmutz- und Bodenbakterien, die auch in schlechter Silage vorkommen und bei geschwächten Tieren (Parasiten, Futterumstellung) die Krankheit auslösen und für die auch der Mensch empfänglich ist.

Erscheinungen

Blutige Lidbindehautentzündung, Apathie, Kreisbewegungen, abstürzen, Genickstarre, Festliegen und Krämpfe. Der Tod tritt nach 2 bis 8 Tagen ein.

Behandlung

Langsame Umstellung auf Silage, Entfernung unsauberen Futters bzw. der verunreinigten Randpartien und Verbesserung der Stallhygiene führen zum besten Erfolg.

3.9 Lungenwurm

sehe Parasitäre Erkrankungen, E.3.15.d

3.10 Maedi-Visna-Krankheit

(isländisch: Atemnot, Verfall)

Ursache

Ein Retrovirus, das sich in den weißen Blutkörperchen vermehrt, das eine langsame Antikörperbildung verursacht und eine lange Inkubationszeit (Monate bis Jahre) zeigt. Dasselbe Virus führt bei der Ziege zur CAE (Caprine Arthritis Encephalitis).

Übertragung

Erfolgt durch die Milch, durch Sekrettröpfchen beim Niesen und Husten, durch Blut mit Hilfe von Injektionsnadeln, Tätowierzangen oder Stechmücken, in geringem Grad aber auch durch Futter, Einstreu und Personen. Außerhalb des Körpers ist das Virus leicht durch Desinfektionsmittel abzutöten.

Erscheinungen

Typisch ist eine langsam fortschreitende Abmagerung bei erhaltener Freßlust, Mattigkeit, schnelles Atmen und später Atemnot. Selten ist ein trockener Husten und Nasenausfluß festzustellen.

Maßnahmen

Es gibt keine Behandlung oder Schutzimpfung. Die Krankheit ist nur durch ein sich über Jahre erstreckendes Untersuchungs- und Ausmerzverfahren zu bekämpfen. Dazu gehört, daß Zukäufe nur aus nachweislich freien Beständen erfolgen. Die heimischen Stein- und Bergschafe sind derzeit frei von dieser Krankheit, was auf eine erbliche Immunität schließen läßt.

3.11 Maul- und Klauenseuche

Auch Schafe können bei einem Seuchezug miterkranken und sind im verseuchten Betrieb auch auszumerzen, siehe C.1.

3.12 Milzbrand

siehe C.2

3.13 Moderhinke

Ursache

Nekroseerreger mit sehr langer Lebensfähigkeit führen zu der sehr verbreiteten seuchenartigen Krankheit.

Erscheinungen

Tritt bei Weide- und Stallhaltung auf und befällt Tiere jeden Alters. Das Überstehen der Erkrankung führt zu keiner Immunität. Besonders auf feuchtem Boden kommt es zu einer eitrigen Entzündung im Zwischenklauenspalt, zum Absterben von Hautbezirken, zur Auflösung des Klauenhorns und zu einer Umformung der Klauen. Die aus dem Klauenhorn entstehende Schmiere ist übelriechend. Dadurch kommt es zu starken Lahmheiten. Kommen diese Erreger in den Nabel oder in die Mundhöhle von **Lämmern**, so kommt es zur Nekrobazillose oder zum Lämmerdiphtheroid, beides schwere Erkrankungen, die zum Tod des Lammes führen.
Diese Lämmerkrankheit kann durch hygienische Maßnahmen verhindert werden.

Maßnahmen

Regelmäßige Klauenpflege, häufiges Durchtreiben durch ein 5%iges Formalin-Klauenbad, schwerkranke Tiere müssen tierärztlich behandelt werden.

3.14 Nasenbremsenbefall

Ursache

Befall der Nasen- und Stirnhöhle mit Larven der Östrusfliege im Mai bis Oktober.

Erscheinungen

Zur Zeit der Larveneinwanderung Niesen und Unruhe. 10 Monate später Nasenfluß, Tränenfluß, Hochschleudern und Umdrehen des Kopfes (siehe Listeriose E.3.8 oder Drehkrankheit E.3.4).

Behandlung

Möglich.

3.15 Parasitenerkrankungen (innere)

a) Bandwurm

Ursache

0,4 bis 6 m langer Bandwurm, der eine Moosmilbe als Zwischenwirt hat.

Erscheinungen

Hauptsächlich bei Lämmern bis 6 Monaten im Frühjahr und Frühsommer auf der Weide kommt es zu Durchfall und Abmagerung. Weiße Wurmglieder werden mit dem Kot ausgeschieden.

Behandlung

Rezeptpflichtige Medikamente.

b) Coccidiose

Erscheinungen

Hauptsächlich bei Sauglämmern kommt es zu Abmagerung mit wäßrigem blutigem Durchfall und Erschöpfung.

Behandlung

Medikamente und 14 Tage lang täglich Stallwechsel mit gründlicher Desinfektion (Kalkmilch).

c) Leberegel und Lanzettegel

Ursache

Plattwürmer mit Schnecke bzw. Schnecke und Ameise als Zwischenwirt, die in der Leber schmarotzen.

Erscheinungen

Hauptverluste im Spätherbst und Winter. Plötzliche Todesfälle oder Fieber mit Appetitstörungen und blassen Schleimhäuten; kalte Schwellungen an Augenlidern und Hals; Brust- und Bauchwassersucht mit aufgetriebenem Bauch. Hohe Todesfallrate.

Vorbeugung

Herdenbehandlung mit rezeptpflichtigen Medikamenten.
(Eventuell Schneckenvernichtung)

d) Lungenwurm

Ursache

Verschiedene Rundwurmarten (0,2 bis 10 cm lang), die in der Lunge bzw. in den Bronchien parasitieren. Über Larven, die ausgehustet werden oder mit dem Kot abgehen, Ansteckung auf der Weide oder durch infiziertes Trinkwasser. Es gibt auch eine Infektion des Fötus im Mutterleib. Ausbruch meist im Frühjahr oder Herbst.

Erscheinungen

Jucken und Abschürfungen in der Nasengegend, Husten (trocken und quälend), schleimig-eitriger Nasenausfluß. Lungenentzündung mit Fieber und Abmagerung. Lämmer verenden bis zu 75%.

Behandlung

Mit hochwirksamen Medikamenten durch den Tierarzt.

Vorbeugung

Trockenlegung der Weiden, sauberes Trinkwasser. Behandlung aller Schafe zwei Wochen vor Weideaustrieb.

e) Magen-Darm-Würmer

Ursache

Rundwürmer, ca. 1 cm lang, deren Eier mikroskopisch nachweisbar sind.

Erscheinungen

Besonders bei Jungtieren Blutarmut, Abmagerung, Durchfall, Krämpfe und Schlafsucht. Oft sehr schnelles Verenden der Tiere.

Behandlung

Wurmkur; Vorsicht bei der Verabreichung an trächtige Tiere; kräftige Ernährung, Entfernung des Stalldüngers und Weidewechsel.

Die wichtigsten Krankheiten der Schafe

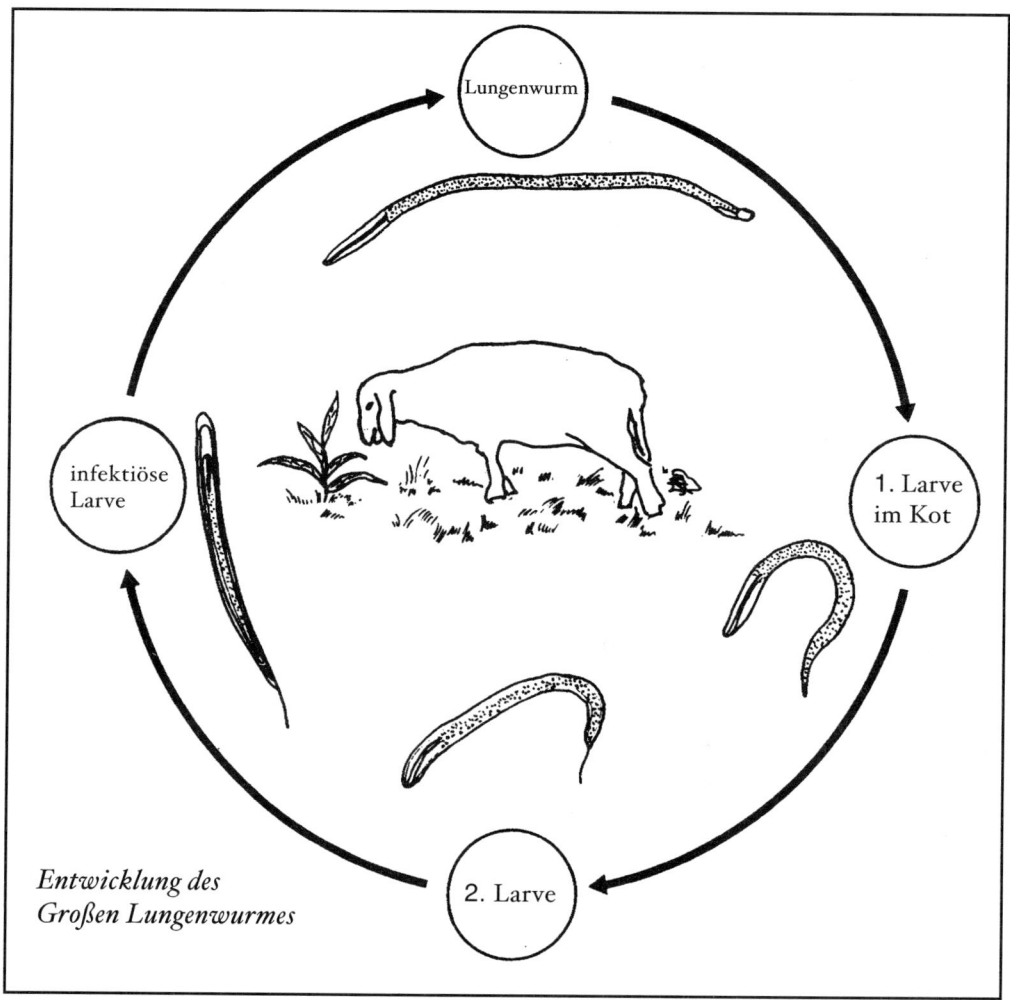

Entwicklung des Großen Lungenwurmes

3.16 Parasitenerkrankungen (äußere)

a) Räude der Schafe
Ist eine anzeigepflichtige Tierseuche, siehe C.8

b) Schaflausfliege
Die Hauptbefallszeit ist April bis Juni. Der flügellose, blutsaugende Parasit lebt außerhalb des Wirtstieres nur wenige Tage, kann aber bei starkem Befall zum Tod von Lämmern führen, sonst kommt es nur zur Wollverschmutzung.

3.17 Paratuberkulose

Ursache

Der Erreger führt vereinzelt bei ältern Tieren zu wechselnden Durchfällen, zu hochgradiger Abmagerung und zum Tod. Der Erreger kann im Kot auf Weiden bis zu einem Jahr überleben.

Vorbeuge

Verbesserung der Hygiene und Ausmerzen infizierter Tiere.

3.18 Pseudotuberkulose (Lymphadenitis caseosa)

Ursache

Bakterium, das eine chronische Erkrankung älterer Schafe auslöst und auch auf andere Haustiere und den Menschen übertragen werden kann.

Erscheinungen

Die Ansteckung erfolgt meist über Verletzungen und führt zu schmerzhaften Umfangvermehrungen der oberflächlichen Lymphknoten (Drüsen) im Bereich von Kopf, Hals und Brust. Diese Schwellungen brechen mit grünlichem, blutigem Eiter auf. Oft ist auch die Lunge erkrankt.

Feststellung

Auch durch Hauttest möglich.

Vorbeugung

Wundversorgung. Bei der Schur zuerst junge und dann ältere Tiere scheren. Räudebäder dürfen nicht infiziert werden.

3.19 Schafpocken

Eine anzeigepflichtige Tierseuche, siehe E.3.19, die, wie andere Pockenerkrankungen auch, heute nur mehr auf Einzeltiere beschränkt ist und derzeit keine seuchenartige Ausbreitung erfährt.

3.20 Q-Fieber

Ist eine auch auf den Menschen übertragbare Infektionskrankheit, die bei Schafen zu massenhaften Erkrankungen in einer Herde führt, aber selten tödlich endet.

Erscheinungen

Temperaturerhöhung, Bronchitis – Lungenentzündung, Augenerkrankung, Gelenkschwellung und Abortus. Es kommt meist zur Selbstheilung, aber oft zu Erkrankungen von Menschen mit grippeähnlichen Erscheinungen.

3.21 Starrkrampf (Tetanus)

Ursache

Ist eine Wundinfektion vor allem beim Scheren oder Kastrieren. Die Erscheinungen sind ähnlich wie beim Rind, siehe E.1.52.

Vorbeuge

Wunden von Schafen, die beim Scheren entstehen, sollten immer mit einem Antiseptikum behandelt werden.

3.22 Tollwut, siehe C.9

Erscheinungen

Erkrankte Tiere zeigen im Anfangsstadium einen starken Geschlechtsdrang, der sich durch andauerndes Aufspringen äußert.

Vorbeuge

Auch die Schäferhunde sollten eine Schutzimpfung bekommen.

3.23 Virusencephalitis (Louping ill)

Ursache

Ist ein Virus, das durch Zecken übertragen wird. Vermehrte Ausbrüche sind im Frühjahr und Herbst zu erwarten, was mit der Biologie der Zecken zusammenhängt. Es erkranken meist Tiere unter einem Alter von zwei Jahren.

Erscheinungen

Die Tiere zeigen am Anfang Fieber und Apathie, ca. 14 Tage nach der Infektion kommt es zu zentralnervösen Erscheinungen wie Krämpfen, Gleichgewichtsstörungen, Zuckungen und Tremor der Lippen. In weiterer Folge stellen sich Lähmungen ein, die dann zum Tod führen.

Feststellung

Die Krankheit tritt in der Regel in denselben Gebieten auf (infizierte Zecken), erkrankte Tiere haben einen starken Zeckenbefall. Von verendeten Tieren kann das Gehirn im Labor untersucht werden.

Maßnahmen

Alle erkrankten Tiere sind zu töten und seuchensicher zu beseitigen. Bei starkem Auftreten kann eine Schutzimpfung durchgeführt werden.

4. Krankheiten des Geflügels

Beim Geflügel, und zwar bedingt durch die heute üblichen Haltungsformen, kommt es häufig zum Auftreten von Infektionskrankheiten, die durch verschiedene Erreger verursacht sind, sowie zum Auftreten von inneren oder äußeren Parasiten. In der Massentierhaltung, die hier nicht besonders besprochen werden soll, werden alle diese Gefahren durch gezielte Impfprogramme abgewendet.
Zur Diagnose von Geflügelkrankheiten wird die rasche Einsendung von verendeten Tieren an eine Bundesanstalt empfohlen.

4.1 Bronchitis, infektiöse

Ursache

Weitverbreitetes Virus.

Erscheinungen

Selten werden die typischen Symptome wie Niesen, Röcheln, Husten, Atemnot sowie Augen- und Nasenausfluß beobachtet. Meist kommt es zu einer stillen Durchseuchung, die sich nur in einem starken Leistungsabfall zeigt.

Bekämpfung

Impfung im Jungtieralter und Desinfektion.

4.2 Chronische Atmungskrankheit (C.R.D.) bzw. Geflügelschnupfen

Ursache

Ein Erreger, der zwischen Viren und Bakterien einzuordnen ist und oft gemeinsam mit dem Virus der infektiösen Bronchitis auftritt.

Erscheinungen

Husten, Kopfschütteln, Niesen. Meist kommt es zu einem chronischen Verlauf, der sich hauptsächlich in einer Leistungsverminderung ausdrückt.

Feststellung

Durch die Sektion.

Vorbeuge

Keine Überbesetzung der Ställe, gute Lüftung, trockene Einstreu, vitaminreiches Futter.

4.3 Durchfall

Ursache

Meist durch Fehler in der Fütterung, wie Verabreichung von verschimmeltem oder faulendem Futter, oder zu fettreichem Futter. Bei Singvögeln kann die Fütterung von Salatblättern zum Beispiel zu Durchfall führen.

Behandlung

Abstellen der Ursache

4.4 Federfressen (Kannibalismus)

Das Leiden, bei dem die Federn ausgezupft, ja sogar der ganze Darm von Nachbarhühnern nach außen gezogen werden kann, tritt vor allem bei vollem Licht, in Stallungen mit trockener, warmer Luft auf. Die Krankheit wird bei Überbesetzung in der Bodenhaltung oft zum Problem.

Vorbeuge

Erhöhung der Luftfeuchigkeit auf 70%, Abschwächung des starken Lichtes und Entfernung der kannibalischen Tiere.

4.5 Gumboro-Krankheit (infektiöse Bursakrankheit)

Ursache

Virus, das auch gegen Desinfektionsmaßnahmen sehr widerstandsfähig ist.

Erscheinungen

In Kückenherden kommt es ca. 5 Tage lang zu Mattigkeit und dünnflüssigen, schleimigen Durchfällen. Es erkranken bis zu 70% der Tiere. Die Todesrate bewegt sich zwischen 3% und 7%. Es kommen auch stumme Infektionen vor. Durch die Krankheit kommt es zu einem dauernden Leistungsabfall.

Vorbeuge

Vor allem muß darauf geachtet werden, den Erreger nicht einzuschleppen; Desinfektion mit Formalin und Jodophoren. Impfung unter genauer tierärztlicher Anleitung.

4.6 Geflügelcholera

Ursache

Bakterielle, anzeigepflichtige, heute besonders bei Mastputenbetrieben vorkommende Seuche.

Erscheinungen

Rasselgeräusche, Schleim aus Schnabel und Nase, blutiger Durchfall. Es kommt schnell zum Tod.

Bekämpfung

Tötung des Bestandes.

4.7 Geflügelpest (Newcastle-Disease)

siehe C.12.

4.8 Geflügelpocken

Kommen derzeit in Europa nicht vor (gelegentlich bei Brieftauben).

4.9 Gicht

Ursache

Besonders durch Wassermangel.

Erscheinungen

Gelenkschwellungen, Lahmheit, Abmagerung.

Vorbeuge

Ausreichende Vitaminversorgung, keine kochsalzreichen Futtermittel, genügend Wasser.

4.10 Hühnertyphus (Pullorum)

Ursache

Bakterium (Salmonella pullorum), das besonders über Zuchtbetriebe und Brütereien verbreitet wurde. Heute hat die Krankheit keine Bedeutung mehr (Stallhaltung).

Erscheinungen

Weiße Kückenruhr oder Hühnertyphus je nach dem Alter der Tiere zum Zeitpunkt der Infektion. Die Kücken sterben nach kurzem Durchfall, während ältere Tiere die Krankheit überleben und zu lebenslangen Bakterienausscheidern werden.

Bekämpfung

Kontrolle und Sanierung der Zuchtbetriebe.

4.11 Kokzidienruhr

siehe Parasitäre Krankheiten, E.4.19.e

4.12 Kropfverstopfung

Ursache

Kropfkatarrh durch Fremdkörper oder faulende Futtermassen, Überfüllung mit trockenem Futter oder dürrem Gras.

Erscheinungen

Schluckbeschwerden, strecken des Halses, übler Geruch aus dem Schnabel.

Behandlung

Entleerung des Kropfes durch Massage in Richtung Kopf. Spülungen.

4.13 Leberverfettung

Ursache

Viel Rindertalg im Futter bzw. Störungen der Darmverdauung oder auch Pilzgifte (Aflatoxine) fördern ein gehäuftes Auftreten dieser in der Käfighaltung auch heute noch häufigen Erkrankung.

Erscheinungen

Plötzliche Todesfälle durch Leberrisse.

Vorbeuge

Futterumstellung nach Kontrolluntersuchung.

4.14 Legenot

Ursache

Entzündung des Legedarms oder zu große Eier.

Erscheinungen

Appetitmangel, Mattigkeit, Drängen auf Legedarm.

4.15 Leukose

Usache

Virus, gegen das es noch keine Impfung gibt und das besonders im ersten Legejahr zu Verlusten führt.

Erscheinungen

Häufige Verendungen im 1. Legejahr ohne wesentliche äußere Erscheinungen.

Feststellung

Durch die Sektion (Vergrößerung von Leber, Milz, Nieren, Eierstock und Bursa Fabricii).

Vorbeuge

Die Schutzimpfung gegen die Marek'sche Geflügellähme erhöht auch die Abwehrkraft gegen die Leukose.

4.16 Marek'sche Geflügellähme

Ursache

Virus, das etwas früher als das Leukosevirus im Alter zwischen 8 Wochen und dem Legebeginn (6. Monat) zu Erkrankungen bei Hühnervögeln führt.

Erscheinungen

Ataktische Bewegungen, Einknicken der Gliedmaßen, Vor- bzw. Zurückstrecken der Ständer. Flügellähmung, Verdrehen des Kopfes, einseitige Augenveränderungen.

Feststellung

Sektion (speckige Wucherungen)

Vorbeuge

Impfung der Kücken und Absonderung der Kücken für 3 Wochen.

4.17 Nasenkatarrh, infektiöser

siehe E.4.2

4.18 Parasitäre Erkrankungen, äußere

a) Federlinge

Lichtgelbe, flügellose Insekten, Kopf breiter als Brust 1,5 bis 3 mm lang.

b) Hühnerfloh

Dunkelbraune, flügellose Insekten mit starken Beinen, 2 bis 3,5 mm lang.

c) Milben

Verschiedene Arten, die entweder in den Federn, in der Unterhaut oder den Schuppen der Beine (Kalkbeine) parasitieren und ca. 0,2 bis 0,5 mm lang sind. Am gefährlichsten ist die blutsaugende rote Vogelmilbe. Sie befällt das Geflügel besonders in der Nacht und verkriecht sich am Tag in Ritzen des Stalles.

4.19 Parasitäre Erkrankungen, innere

Die größte Bedeutung haben bei Hühnern Spul-, Haar-, und Bandwürmer sowie die kleinen einzelligen Kokzidien. Besonders gefährdet sind Hühner, die einen Auslauf haben. In einer sauber geführten Käfighaltung gibt es keine Innenparasiten.

a) Bandwurm (Huhn-Fasan)

Hat Zwischenwirt in Fliegen, Schnecken und Regenwürmern

Erscheinungen

Leistungsabnahme, Durchfall, Abmagerung.

b) Haarwurm im Kropf

(Wassergeflügel, Truthahn) führt zu Kropfverstopfungen.

c) Haarwurm im Dünndarm

(Huhn, Truthahn, Taube) führt zu seuchenartigem Durchfall besonders bei Jungtieren.

d) Luftröhrenwurm

(Huhn, Fasan, Truthahn, Taube) führt zu Husten, schleudernden Bewegungen des Kopfes, Luftschnappen, Atemnot, schnarchender Atmung. Es sterben bis zu 50% der Tiere.

e) Kokzidiose *(bei allen Vogelarten)*

Der in verschiedenen Darmabschnitten lebende Parasit verursacht schleimig blutige Durchfälle und den Tod bzw. bei chronischem Verlauf Wachstumsstillstand und Abmagerung.

f) Magenwurm (Ente, Huhn, Fasan)

Die sich über Zwischenwirte (Wasserfloh, Assel) vermehrende Parasit befällt besonders junge Tiere, die Abmagerung, Durchfall, erschwertes Abschlucken und Würgebewegungen zeigen.

g) Schwarzkopfkrankheit (Blackhead)

Ursache

Selbstbewegliche Parasiten des Blinddarms bei der **Pute**.

Erscheinungen

Mattigkeit, weißgrüner Durchfall, Abmagerung, manchmal dunkle Verfärbung der Schwellkörper des Kopfes. Große Todesrate (bis 100%). Die Feststellung der parasitären Erkrankungen erfolgt durch Sektion und Kotuntersuchung. Die Behandlung jeweils nach Feststellung gezielt durch Verabreichung von Medikamenten über das Futter (Medizinalfutter).

h) Spulwurm (Huhn, Wassergeflügel, Fasan)

Der Parasit führt zu Abmagerung, Durchfall, Federausfall und schlechter Entwicklung.

4.20 Perosis

Ursache

Mangel an Mangan und Cholin.

Erscheinungen

Bei Mastgeflügel und hier besonders bei schweren Mastrassen kommt es zu Lahmheiten durch Abbiegen des Ständers im Sprunggelenk nach außen. Die Zehen sind oft eingerollt. Die Krankheit kommt durch ein Abgleiten der Zehenbeugesehne über den Gelenkhöcker des Sprunggelenkes zustande.

Vorbeuge

Gute Mineralstoff- und Vitaminversorgung.

4.21 Psittakose (Ornithose)

siehe C.15

4.22 Pullorum

siehe Hühnertyphus E.4.10

4.23 Vorbeugemaßnahmen in der Hühnerhaltung

- Zuchttiere sollen möglichst in kleinen Gruppen, nach Altersklassen getrennt und nach der Methode „alle herein – alle heraus", in Käfigen gehalten werden.
- Die Bruteier sollen an der Oberfläche durch Formaldehydbegasung desinfiziert werden. Außerdem können sie in besonderen Eitauchverfahren mit Antibiotika behandelt werden.
- Für jede Geflügelart gibt es besondere Impfprogramme, als Beispiel sei eines für Hühner angeführt:
  1. Lebenstag: Marek-Impfung
  10. Lebenstag: Gumboro-Impfung
  5. bis 6. Lebenswoche: 1. Impfung gegen infektiöse Bronchitis
  10. bis 12. Lebenswoche: 2. Impfung gegen infektiöse Bronchitis
  13. bis 15. Lebenswoche: Impfung gegen die Zitterkrankheit (Gehirn-Rückenmarkentzündung)
- Gegen die Parasiten der einzelnen Geflügelarten werden dem Futter nach einer tierärztlichen Rezeptur Medikamente zugesetzt. Bei Anwendung dieser Medikamente sind Wartezeiten in der Eier- und Fleischproduktion einzuhalten.

4.24 Zitterkrankheit
(ansteckende Gehirn- und Rückenmarksentzündung)

Ursache

Virus.

Erscheinungen

Kranke Kücken liegen gelähmt auf einer Seite; oft wird Zittern beobachtet.

Vorbeuge

Schutzimpfung.

F) Desinfektion

Durch die Desinfektion sollen Stallungen, Ausläufe, Transportfahrzeuge, Geräte usw. frei von Ansteckungsstoffen (Viren, Bakterien, Parasiteneiern) gemacht werden. Eine Desinfektion mit chemischen Mitteln kann erst wirksam werden, wenn diese Mittel an die Krankheitserreger herankommen. Schmutz verhindert eine Desinfektion. Einer wirksamen Desinfektion muß daher eine gründliche Reinigung vorangehen (Bürsten, Schrubben, Hochdruckstrahlgeräte).
Nach dieser gründlichen Reinigung werden Desinfektionsmittel angewendet. Es soll hier eine Liste der gebräuchlichsten Desinfektionsmittel und ihre Wirkung angegeben werden:

Name	Wirkstofftyp	Gebrauchskonzentration (%) und Mindesteinwirkungszeit (Std.)					
		Bakterien		Viren		Pilze	
		%	Std.	%	Std.	%	Std.
Betaisodona	Jodophor	2	3	2	2	3	4
Chloramin	Chlor	5	2	5	2	5	6
Desol	Aldehyde	2	2	2	2	–	–
DOBOL	Quats	2	2	–	–	3	4
Formalin	Formaldehyd	2	2	3	2	5	4
Gevisol	Phenole	2	2	2	2	2	6
Incidin 03	Aldehyde u. Quats	2	2	2	3	2	4
Iosan	Jodophor	2	2	2	2	2	3
Jodicide plus	Jodophor	2	2	3	2	3	4
Izal	Phenole	3	2	2	2	2	4
Kohrsolin	Aldehyde	3	2	3	3	3	4
Lomasept	Phenole	5	2	5	2	5	3
Lysovet V1	Aldehyde	1	3	1	2	1	4
Lysovet PA	Aldehyde u. Phenole	2	2	2	4	2	3
Lysovet J	Phenole u. Jod	2	2	2	3	2	3
NaOH	Lauge (pH !)	5	2	2	3	5	3
Menno vet.	Aldehyde	2	2	1	2	2	2
Multisept	Aldehyde	2	2	2	2	2	3
Orbivet	Aldehyde u. Alkohole	2	2	2	2	2	3
Plasal	Phenol	2	2	2	3	3	3
Rectosept N	Aldehyde	2	2	2	3	2	2
Tego vet	Aldehyde u. Quats	2	2	3	3	3	2
Tegodor 73	Aldehyde u. Quats	2	4	2	4	3	4
Venno FF	Aldehyde	1	2	1	3	2	2

Antiparasitär wirksame Mittel

Name	Wirkstofftyp	Gebrauchskonzentration (%) und Mindesteinwirkungszeit (Std.)	
		%	Std.
Dekaseptol	Schwefelkohlenstoff, Phenole, Chloroform	6	1
Incicoc	Phenole, Alkohol Perchloräthylen	4	3
Lyso ASK	Phenol, organ. Lösungsmittel	4	2
Lysococ	Phenole Schwefelkohlenstoff	3	1
Menno ASK	Phenole, alkohol. Lösungsmittel	2	1
Menno KOK	Phenol u. Derivate	3	1
IZAL	Phenol, organ. Lösungsmittel	4	2

Pflanzenverträgliche chemische Desinfektionsmittel für Flüssigmist (STRAUCH, 1977)

Name	Dosierung in kg/m³	Einwirkungsdauer in Tagen
Frisch gelöschter Kalk	30	7
Dicke Kalkmilch*	60	7
Kalkstickstoff	20	7
Formalin	3	7

* 1 kg frisch gelöschter Kalk + 3 Liter Wasser

G) Der Tierhandel

Nach dem österreichischen Recht (ABGB) haftet der Verkäufer für alle ausdrücklich bedungenen Eigenschaften und für alle **erheblichen, verborgenen** und zur **Zeit der Übergabe** vorhandenen Mängel eines Tieres. Erheblich ist ein Fehler, wenn er unbehebbar ist und den ordentlichen Gebrauch verhindert. Verborgen ist ein Fehler, wenn er bei der normalen Betrachtung nicht sichtbar ist.

Als Rechtsmittel stehen dem Käufer die Wandlungsklage (Aufhebung des Kaufvertrages und Wiederherstellung des früheren Zustandes) oder die Minderungsklage (dabei wird der Minderwert geschätzt und vom Kaufpreis zurückbezahlt) zur Verfügung.

Nach § 933 ABGB erlischt bei Viehmängeln die Möglichkeit zur Klage 6 Wochen nach Übergabe des Tieres. Bei allen diesen Kaufstreitigkeiten muß der Käufer durch ein tierärztliches Gutachten nachweisen, daß der von ihm geklagte Mangel erheblich und verborgen ist und zur Zeit der Übergabe schon bestanden hat.

Gerade der Beweis, daß ein Fehler schon zur Zeit der Übergabe bestanden hat, ist oft schwer, daher wurden bei einigen Tiermängeln Vermutungsfristen festgelegt. Die Verordnung des Bundesministers für Justiz vom 28. November 1972 besagt u. a.: § 1. Die Vermutung, daß ein Tier schon vor der Übergabe krank gewesen ist, tritt bei den in der Anlage angeführten Tierarten ein, wenn die dort angeführten Krankheiten und Mängel innerhalb der bei der betreffenden Krankheit oder dem betreffenden Mangel angeführten Frist hervorkommen.

Anlage

Pferd, Esel, Maulesel, Maultier
1. Dämpfigkeit — 14 Tage
2. Dummkoller — 14 Tage
3. Aufsetzkoppen — 14 Tage
4. Freikoppen — 7 Tage
5. Kehlkopfpfeifen — 7 Tage

Rind
1. Leukose — 150 Tage
2. Tuberkulose — 21 Tage
3. Finnen — 21 Tage

4. Lungenwurmseuche	21 Tage
5. Scheidenvorfall	14 Tage
6. Zungenschlagen	14 Tage

Schaf

1. Allgemeine, durch Parasiten bedingte Wassersucht	21 Tage
2. Räude	7 Tage

Ziege

Tuberkulose	21 Tage

Schwein

1. Leukose	60 Tage
2. Finnen	21 Tage
3. Muskeltrichinen	7 Tage
4. Grabmilbenräude	7 Tage

Kaninchen

1. Myxomatose	10 Tage
2. Ohrräude	7 Tage

Huhn

1. Marek'sche Krankheit	28 Tage
2. Leukose	21 Tage
3. Zitterkrankheit	10 Tage
4. Geflügelpocken	7 Tage
5. Atypische Geflügelpest	5 Tage

Bei diesen Mängeln mit Vermutungsfrist muß der Käufer also nicht beweisen, daß der Fehler schon vor der Übergabe bestanden hat, wenn er dies innerhalb dieser Frist dem Verkäufer bekanntgibt. Bei diesen Mängeln mit Vermutungsfrist verlängert sich auch die Klagefrist von 6 Wochen noch um die Vermutungsfrist. Prozesse wegen Gewährsmängel sind heute selten, da der Pferdehandel zurückging und die meisten Rinder über Versteigerungen der Zuchtverbände abgegeben werden.

Bei diesen Zuchtvieh-Absatzveranstaltungen verpflichten sich Käufer wie Verkäufer Kaufstreitigkeiten vor **„Schiedsgerichten"** unter Ausschluß des Rechtsweges auszutragen. Es ist ratsam, die in den Versteigerungskatalogen auszugsweise abgedruckten Bedingungen zu studieren.

Beim Viehhandel sind mündliche Verträge üblich. Schriftliche Kaufverträge wären manchmal nützlich.

H) Tierschutz

Der Tierschutz ist einerseits durch die von den einzelnen Bundesländern erlassenen Tierschutzgesetze und Verordnungen, andererseits durch folgende Bundesgesetze geregelt:

- § 222 des Strafgesetzbuches 1974
- Tierversuchsgesetz (BGBl. 501/1988)
- Rechtsstellung von Tieren (BGBl. 179/1988)
- Verordnung zum Schutz von Tieren gegen Quälereien und artgemäßes Halten von Tieren im Rahmen gewerblicher Tätigkeiten (BGBl. 132/1991)
- Tiertransportgesetz – Straße (BGBl. 1994/411, I 1999/134, I 2002/32)
- Tiertransportgesetz – Luft (BGBl. 1996/152, I 1998/42, I 2002/32)
- Tiertransportgesetz – Eisenbahn (BGBl. I 1998/43, I 2002/32)
  Derzeit ist der Tierschutz nach der Verfassung Landessache und daher in den Bundesländern unterschiedlich geregelt. Allgemein kann man sagen:
- Die Landestierschutzgesetze bezeichnen als Tierquälerei, wenn einem Tier durch vorsätzliche oder grob fahrlässige Handlung oder Unterlassung unnötige Schmerzen oder Qualen zugefügt werden oder wenn ein Tier aus Mutwillen getötet wird. Dies bezieht sich insbesondere auf das Halten, Befördern, Füttern, Tränken, Anbinden von Tieren, auf die Betäubung vor dem Schlachten, schmerzhafte Eingriffe, Abrichten von Tieren, Tierkämpfe (Widderstoßen), Aussetzen von Tieren und Arbeiten mit Tieren.
- In Verordnungen zu diesen Tierschutzgesetzen sind dann noch Einzelbereiche geregelt wie zum Beispiel: Die Hundehaltung im Freien, das Schlachten und Töten von Tieren, die Haltung von Tieren. Diese Tierhaltungsverordnungen enthalten Bestimmungen über Fütterung, Pflege, Unterbringung (Käfige), Stallklima, Beleuchtung, Eingriffe an Tieren, Stallböden, Steuervorrichtungen in Ställen (Kuhtrainer), Haltung von Pferden, Rindern, Schweinen und Geflügel, sowie Mindestmaße bei dieser Haltung. Hervorzuheben ist, daß die Geflügelhaltung in Käfigen bald verboten wird und daß Kälber bis zu einem Alter von drei Monaten nicht auf Spaltenböden gehalten werden dürfen. Die Kuhtrainer sind nur für milchgebende Kühe erlaubt.
  Die Beschäftigung mit Fragen des Tierschutzes wird für Lebensmittelerzeuger immer wichtiger, da sie der Konsument verlangt.

J) Organisation des Veterinärwesens in Österreich

Das Veterinärwesen ist nach der österreichischen Verfassung Bundessache, daher ist seine Organisation wie die der allgemeinen Bundesverwaltung geregelt:

1. Bundesministerium für Gesundheit, Sport und Konsumentenschutz, 1030 Wien, Radetzkystr. Nr. 2, Gruppe III – A, die **Veterinärverwaltung** ist die oberste Veterinärbehörde Österreichs.
2. Amt der Landesregierung, **Veterinärabteilung,** organisiert Fragen des Veterinärwesens in den einzelnen Bundesländern.
3. Bezirkshauptmannschaft, **Amtstierarzt,** betreut den polit. Bezirk in Veterinärfragen.

Zur Untersuchung von Tierkadavern, Tierteilen, tierischen Produkten, Blut, Milch und Fleisch sowie zur Prüfung von Sera, Impfstoffen, Bakterienpräparaten, Hämoderivaten, Arzneimitteln und Desinfektionsmitteln wurden **Veterinärmedizinische Untersuchungsanstalten** errichtet, die in der Österreichischen Agentur für Gesundheit und Ernährungssicherheit GmbH. zusammengefaßt sind. Die Adressen dieser Anstalten sind:

Veterinärmedizinische Untersuchungen:
- 2340 Mödling, Robert-Koch-G. 17
- 8021 Graz, Puchstraße 11
- 6020 Innsbruck, Langer Weg 27
- 4020 Linz, Kudlichstraße 27

Diese Anstalten arbeiten im wesentlichen für Aufgaben des Bundes. Werden ihre Leistungen von Dritten beansprucht, sind dafür Gebühren zu entrichten.

Literaturnachweis

Baumgartner W.: Der fortschrittliche Landwirt, Jg. 1980 u. 1981, Leopold Stocker Verlag, Graz
Benesch F.: Lehrbuch der Tierärztlichen Geburtshilfe und Gynäkologie, Urban & Schwarzenberg, Wien 1952
Bosch J. und Supperer R.: Veterinärmedizinische Parasitologie, P. Parey, Berlin u. Hamburg 1971
Dahme E., Weiss E.: Grundriß der speziellen pathologischen Anatomie der Haustiere, Ferd. Enke, Stuttgart 1968
Denzler, Kienzle, Woernle: Tiergesundheitslehre, 7. A., Ulmer, Stuttgart 1975
Dorn P.: Die Newcastle Krankheit und ihre Immunoprophylaxe, Tierärztliche Praxis, Jg. 1, Seite 43, Hans Marseille Verlag, München 1973
Elze K. und Meyer H. und Steinbach G.: Jungtierkrankheiten, 2. Auflage, G. Fischer, Jena 1985
Frerking H. u. Aehnelt E.: Bekämpfung der Säuglingskrankheiten bei Kälbern, Tierärztliche Praxis, Jg. 3, Seite 181, Hans Marseille, München 1975
Fröhner E., Neumann – Kleinpaul, Dobberstein: Lehrbuch der Gerichtlichen Tierheilkunde, Paul Parey, Berlin u. Hamburg 1955
Doralt W., Schachinger R., Schober W.: Veterinärrecht, Orac, Wien, 1984
Gabrisch K. u. Zwart P.: Krankheiten der Heimtiere, Schlütersche Verlagsdruckerei, Hannover, 1985
Greuel E.: Prophylaxe in de Geflügelhaltung, Tierärztliche Praxis Jg. 5, Seite 205, Hans Marseille Verlag, München 1977
Hutyra–Marek–Manninger: Spezielle Pathologie und Therapie der Haustiere, Gustav Fischer, Jena 1941
Keller H., Hösli J. u. Eckert J.: Klinik und Pathologie der subakuten Fasciolose beim Rind, Tierärztliche Praxis, Jg. 6, S. 187, H. Marseille, München 1978
Köhler H. u. Kraft H.: Gerichtliche Veterinärmedizin, Ferd. Enke, Stuttgart 1984
Kraft H.: Tierärztliche Praxis (Zeitschrift für den Tierarzt), Jg. 1–21, Hans Marseille Verlag, München 1973–1992
Kraus H. u. Weber A.: Zoonosen, Deutscher Ärzteverlag, Köln 1986
Rosenberger G.: Krankheiten des Rindes, Paul Parey, Berlin und Hamburg 1970
Roots-Haupt-Hartwigh: Veterinärhygiene, Paul Parey, Berlin und Hamburg 1955
Rüsse M. W.: Geburten im Stall, DLG-Verlag, Frankfurt/M. 1982
Schöpf K.: Abortusenzootie in einer Ziegenherde, bedingt durch Mischinfektion mit Coxiella burnetii und Chlamydia psittaci – Fallbericht, Tierärztliche Praxis, Jg. 19, Seite 630, Hans Marseille, München 1991
Schrag L.: Gesunde Kälber, Gesunde Rinder, L. Schobervlg., Hengersberg 1980
Supperer R.: Parasitosen der Kälber, Parasitosen der Schweine, Tierärztliche Praxis, Jg. 1, Seite 403 und 33, Hans Marseille, München 1973
Siegmund O. H.: The Merck Veterinary Manual, Merck & Co. Inc., Rahway N. J., USA 1973
Stang V. und Wirth D.: Tierheilkunde und Tierzucht, Urban & Schwarzenberg, Wien 1926
Tontis A.: Chlamydieninfektionen bei Schaf und Ziege, Tierärztliche Praxis, Jg. 19, Seite 617, Hans Marseille, München 1991
Wagner K., Becker u. Brömel J.: Die Rindergrippe, Tierärztliche Praxis, Jg. 6, Seite 41, Hans Marseille, München 1978
Wiesener E.: Handlexikon der Tierärztlichen Praxis, Gustav Fischer Verlag, Stuttgart/Jena/New York 1992
Wirth D.: Lexikon der Therapie und Prophylaxe für Tierärzte, 2. Auflage, Urban und Schwarzenberg, Wien 1956
Zettel K.: Tierärztliche Aufgaben und Maßnahmen in der Schafhaltung, Tierärztliche Praxis, Jg. 7/8/9, Seiten 7/439, 8/21, 147, 283, 291, 9/167, 295, Hans Marseille, München 1978, 1979, 1980.